Intervallfasten
Fett verbrennen am Bauch
Stoffwechsel beschleunigen
Zuckerfrei leben

Der ultimative 360°
Abnehm-Guide

Bonus:
Mein Geheimtipp beim Abnehmen!

Chris Jung

1. Auflage

ISBN: 9781792834370

Inhaltsverzeichnis

Vorwort

Liebe Leserin, lieber Leser, zunächst einmal herzlichen Dank dafür, dass du dir meinen Ratgeber gekauft hast. Ich kann dir wirklich versprechen, dass du diese Entscheidung nicht bereuen wirst.

Ich selbst war die meiste Zeit meines Lebens übergewichtig und habe mich eigentlich nie richtig wohl in meinem eigenen Körper gefühlt. Wenn ich zurückblicke, stelle ich leider fest, dass ich fast mein gesamtes Leben lang ohne Sinn und Verstand irgendwelchen Diäten gefolgt bin.

Zwar habe ich es geschafft, sehr häufig viel abzunehmen, allerdings hatte ich, eh ich mich versah, noch mehr Gewicht wieder zugenommen. Dieses hin und her musste endlich aufhören, so dass ich vor ca. 5 Jahren einen festen Entschluss fasste, um ein für allemal mein Wunschgewicht zu erreichen und auch langfristig zu halten.

Ab diesem Zeitpunkt gab es nur noch einen Weg für mich: Statt irgendwelchen Diäten zu folgen, ohne zu wissen, was diese in meinem Körper bewirkten, musste ich anfangen mich intensiver mit der Materie auseinander zu setzen.

Infolgedessen wollte ich alles über Kalorien (und die Kalorienbilanz), den Insulinspiegel, die einzelnen Makronährstoffe (Kohlenhydrate, Fette sowie Proteine) und deren optimale Verteilung sowie die Mikronährstoffe (v. a. Mineralstoffe, Spurenelemente und Vitamine) lernen.

Ich erhoffte mir dadurch endlich zu verstehen, wie einzelne Diäten funktionieren, wie unser Körper zu einer wahren Fettverbrennungsmaschine wird und vor allem erhoffte ich mir Strategien, wie ich dauerhaft mein Wunschgewicht halten konnte. Das Ziel war es die Wirksamkeit von Diäten zu hinterfragen und mit meinem neuen Wissen eine für mich optimal funktionierende Ernährungsform zu finden.

Ich bin immer tiefer eingestiegen und wollte immer mehr über diese Themen wissen. Während sich mein Wissen anfangs eher auf Ratgeber und Bücher stützte, begann ich Schritt für Schritt auch wissenschaftliche Studien zu lesen und zu analysieren.

Infolgedessen entwickelte ich mein Wissen im Laufe der Jahre immer weiter. Es war und ist bis heute ein nie enden wollender Lernprozess, den ich vor einigen Jahren angestoßen hatte.

Ich begann unterschiedliche Strategien zu testen und deren Auswirkungen auf meinen Körper zu beobachten. Ich begann an den einzelnen Stellschrauben der Ernährung zu drehen und entdeckte kurz darauf die Leidenschaft zum Sport und im Speziellen zum Fitnesstraining.

Ziemlich schnell merkte ich, was mir die gewünschten Erfolge brachte und mir dabei halfen, eine dauerhafte Veränderung in meinem Leben herbeizuführen, und was einfach nur Zeit- und Geldverschwendung war.

Nach ca. 5 Jahren kann sich das Ergebnis wirklich sehen lassen: Seither habe ich über 20 Kilogramm Fett verloren und konnte mein Wunschgewicht dauerhaft halten. Gleichzeitig habe ich es geschafft, über 15 Kilogramm Muskelmasse aufzubauen.

Nach dieser körperlichen Veränderung fühlte ich mich wie neu geboren. Ich hatte mehr Energie, war selbstbewusster und fühlte mich einfach rundum wohl.

Auch die Menschen in meinem Umfeld fingen an, diese Veränderungen an mir wahrzunehmen und begannen mir Fragen zu stellen a la *„Hey Chris, wie hast du es geschafft in so kurzer Zeit so viel abzunehmen?“*

Nach und nach begannen sie auch, mich nach Tipps & Tricks zu fragen und meinen Rat einzuholen. Als sich mit Hilfe meiner Tipps auch die ersten Erfolge in meinem Umfeld einstellten, merkte ich plötzlich, was für einen Spaß es mir machte, anderen Menschen dabei zu helfen abzunehmen und sich gesund und wohl zu fühlen.

Das war der Moment, in dem ich zu mir

selbst sagte: *„Wenn du solch eine positive Veränderung bei dir selbst bewirkt und dein eigenes Leben sowie das Leben in deinem Umfeld so drastisch verändert hast, warum gibst du dann nicht dein Wissen und deine Erfahrungen an noch mehr Menschen weiter und verhilfst auch diesen dazu, ihr Leben zum Positiven zu verändern?"*

Der Rest ist Geschichte! Ich wurde Ernährungs- und Fitnesscoach und habe bis heute Hunderten von Menschen dazu verholfen schnell, gesund und dauerhaft abzunehmen.

Auch wenn du es mir wahrscheinlich nicht glauben wirst, möchte ich dir dennoch ein Geheimnis verraten: Knapp mehr als die Hälfte meiner Kunden sind Frauen. Frauen, die in den vergangenen Jahren ihren Körper und ihre Gesundheit vernachlässigt haben und endlich aufgewacht sind und etwas für sich und ihre Gesundheit tun wollen.

Aber mal abgesehen vom Geschlecht, mich freut es einfach nur, dass sich immer mehr Menschen dafür entscheiden, sich aktiv Wissen zu den Themen Gesundheit, Ernährung, Abnehmen und Fitness anzueignen.

Denn nur, wenn du dir selbst das Wissen über die Ernährung und Gesundheit aneignest, kannst du selbst die für dich und deinen Körper bestmöglichen Entscheidungen treffen.

Dein Chris

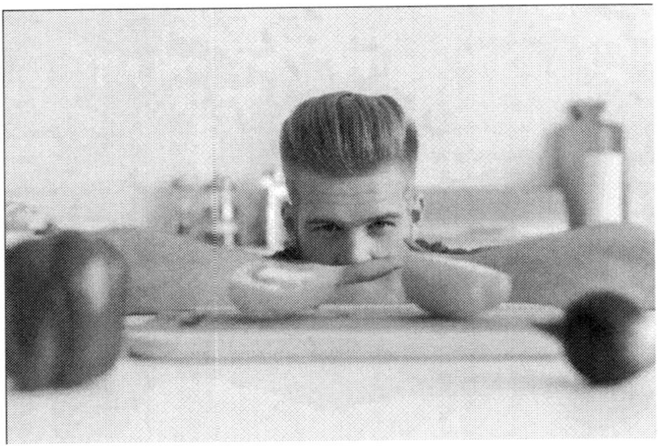

Einleitung

Liebe Leserin, lieber Leser, es freut mich sehr, dass du dir meinen Ratgeber gekauft hast.

In diesem Buch möchte ich auf die wichtigsten Punkte zum Thema **Schnell und gesund abnehmen & Fett verbrennen eingehen**. Ich werde dir zeigen, was die alles entscheidenden Faktoren sind und wie du sie selbst steuern kannst, um gezielt abzunehmen, ohne eine strenge Diät einzuhalten oder gar über einen längeren Zeitraum zu hungern.

Um schnell, gesund und dauerhaft abzunehmen, müssen wir weder strenge Diäten einhalten (ganz im Gegenteil, diese sind sogar eher kontraproduktiv), noch über längere Phasen hungern oder gar Tag für Tag mehrere Stunden andauernde Sporteinheiten durchführen.

In diesem Ratgeber möchte ich dir genau das zeigen: Was sind die wichtigsten Faktoren, um schnell abzunehmen, und wie kann ich diese so steuern, um auch dauerhaft schlank zu bleiben.

Hierfür werde ich zunächst auf die Grundlagen unserer Ernährung und unseres Körpers eingehen. Was ist die Kalorienbilanz, und wie ermittle ich meinen individuellen Energiebedarf, um optimale Ergebnisse zu erzielen? All das sind Fragestellungen, auf die ich in diesem Ratgeber eingehen werde.

Hierbei werde ich diverse Themen aufgreifen und dir zeigen, wie du diese optimal nutzen kannst, um schnell und dauerhaft abzunehmen.

Welche Rolle spielt mein Stoffwechsel?

Ist es überhaupt möglich lokal am Bauch fett zu verbrennen?

Wie kann ich das Intervallfasten für optimale Ergebnisse nutzen?

Wie kann ich meine Zuckersucht beenden?

All das sind Fragen, die mir meine mittlerweile über Hunderte von Kunden, die ich persönlich im Coaching betreue, Tag für Tag stellen, weshalb ich sie dir auch in diesem Ratgeber beantworten möchte.

Da ich selbst früher zuckersüchtig war, liegt mir dieses Thema ganz besonders am Herzen. Daher widme ich diesem Thema in diesem Ratgeber ganz besonders viel Aufmerksamkeit. *Warum nimmt der Zucker in unserer Ernährung Überhand, und welche Auswirkungen hat er langfristig auf unsere Gesundheit?*

Ich werde dir Strategien aufzeigen, mit denen ich es geschafft habe, diese Zuckersucht zu beenden und endlich zuckerfrei zu leben.

Und nun genug der einleitenden Worte! Komm mit und folge mir in die Welt des Abnehmens. Eine Welt, in der wir jede Menge lernen werden über unseren Körper, unsere Gesundheit und unsere Ernährung!

Ich wünsche dir viel Spaß beim Lesen!

Dein Chris

Warum Diäten sinnlos sind!

Diäten mit dem Ziel Gewicht zu verlieren haben meist nachhaltige Auswirkungen auf unseren Körper. Wir reduzieren die Aufnahme von Nahrung und führen unserem Körper damit auch deutlich weniger Energie zu.

Häufig fehlt den meisten Menschen auch die Geduld um langsam abzunehmen. Sie wollen innerhalb kürzester Zeit so viel wie möglich an Fett reduzieren.

Das ist z. B. auch der Grund, warum sich Ratgeber, wie z. B. *„Abnehmen in 3 Tagen“* oder *„In 4 Wochen zur Strandfigur“* wunderbar verkaufen.

Das ist allerdings nicht meine Intention. Natürlich muss auch ich Geld mit meiner Arbeit verdienen, allerdings ist es mir wichtig nachhaltige Ergebnisse bei meinen Kunden und Lesern zu erzielen. Denn nur, wenn du nachhaltige Resultate erzielst, wirst du glücklich sein, und mir dein Vertrauen auch langfristig schenken.

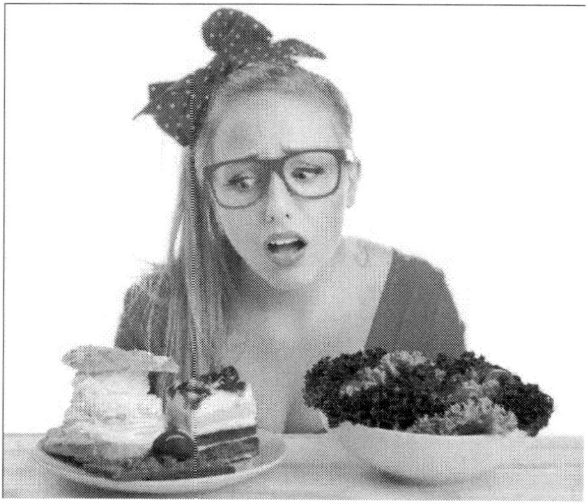

Meist erreichen wir allerdings durch eine zu restriktive Diät ein so starkes **Kaloriendefizit**, dass dies eine zu große Umstellung für unseren Körper bedeutet.

Zum einen besteht natürlich durch die Aufnahme einer zu geringen Kalorienmenge die Gefahr an Mangelerscheinungen. Wir reduzieren die Kalorien und damit auch die zugeführten Nährstoffe.

Gerade bei Menschen, die sich noch nie zuvor mit der Ernährung beschäftigt haben, besteht die Gefahr, dass sie im Rahmen solcher Diäten zu wenig Mikronährstoffe (z. B. Vitamine) zu sich führen und dies langfristig auch negative Folgen für ihre Gesundheit haben kann.

Zum anderen nimmt unser Körper eine solche Kalorien- und damit auch Energieeinschränkung als Hungerphase wahr. Er befürchtet, dass eine längere Phase des Mangels entsteht und versucht nun alles, um sein Überleben zu sichern.

Unser Körper ist ein lebender Organismus mit Billionen von Zellen, welche eine gewisse Menge an Energie benötigen, um sämtliche Funktionen und Prozesse aufrechtzuerhalten.

Wenn diese benötigte Energiemenge nicht mehr erreicht wird, weil wir z. B. eine sehr kalorienreduzierte Diät durchführen, reguliert unser Körper sämtliche Stoffwechselprozesse und versucht Energie zu sparen.

Dies bedeutet im Klartext, dass unser Körper durch restriktive Diäten seinen Stoffwechsel verlangsamt. Die Aussage *„mein Stoffwechsel ist eingeschlafen“* hat somit durchaus auch wissenschaftlich betrachtet ihre Berechtigung.

Um nun zu verstehen, was unser Stoffwechsel ist, wie er arbeitet und ob ein langsamer Stoffwechsel der eigentliche

Grund für unser Übergewicht ist, werde ich dir zu einem späteren Zeitpunkt alles über dieses Thema verraten, was du wissen musst.

Bevor wir uns allerdings intensiver mit dem Stoffwechsel auseinandersetzen, möchte ich noch auf den Mythos **Fett verbrennen** am Bauch bzw. **Bauchfett loswerden** eingehen.

Ist es überhaupt möglich, lokal am Bauch Fett zu verbrennen, oder handelt es sich auch hierbei nur um einen weiteren Mythos der Abnehmindustrie?

Fett verbrennen am Bauch – Die Wahrheit über dein Bauchfett!

Schaust du auch jeden morgen in den Spiegel und hast das Gefühl zu viel Bauchfett zu haben. Mir ging es noch bis vor wenigen Jahren genau so. Jeden morgen ein Blick auf die Waage und mindestens zwei Blicke in den Spiegel und der **Schock** saß tief. Du kannst dir sicherlich vorstellen, was das für ein Start in den Tag war.

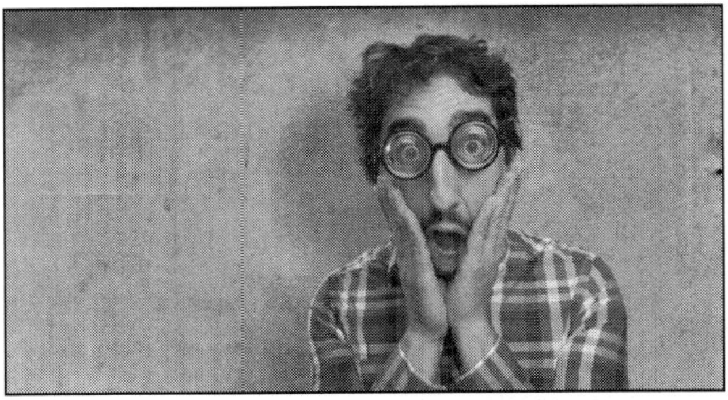

Natürlich ist jeder Mensch individuell und hat damit natürlich auch eigene Gewohnheiten, Präferenzen und auch Glaubenssätze. Das bedeutet, dass bspw. eine Ernährungsform, die bei dem einen Menschen funktioniert, bei einem anderen Menschen völlig ungeeignet sein kann. Genauso ist es auch mit seinem Körper.

Jeder menschliche Körper besitzt eine andere Genetik und damit auch eine andere *Ausprägung von Merkmalen*. Das bedeutet, dass dein Körper tatsächlich das Fett an anderen Stellen speichern kann, als z. B. mein Körper. Es ist also durchaus möglich, dass dein Körper eher dazu neigt, dass Fett speziell am Bauch zu lagern.

Genauso kann es z. B. aber auch sein, dass dein Körper dazu neigt, dass Fettgewebe an den Hüften einzulagern. Viele

Menschen nutzen gerade diese genetische Veranlagung häufig als Ausrede, warum gerade sie zu viel Fett an bestimmten Körperstellen haben und es auch nicht reduzieren können.

So gibt es bspw. auch häufig Unterschiede zwischen Männern und Frauen. Während Frauen eher dazu neigen das Körperfett an den Hüften und den Oberschenkeln einzulagern (Birnenform), neigt der männliche Körper eher dazu das Körperfett am Bauch einzulagern.

Doch meist handelt es sich bei der Genetik nicht um die ganze Wahrheit und daher um eine viel zu einseitige Betrachtung. Insofern ist es wichtig für mich, dass wir uns nicht allein auf die Genetik berufen, sondern einen Schritt weiter gehen und das Thema ganzheitlich betrachten. Dass unser Körper überproportional Körperfett wirklich nur am Bauch abspeichert, ist nicht die Regel, sondern eher die Seltenheit.

Daher sei bitte ehrlich zu dir selbst. Denn nur, wenn du wirklich ehrlich bist und das Problem klar definierst, weiß du auch was zu tun ist, um eine Lösung dafür zu finden! *Hast du wirklich nur am Bauch zu viel Fett oder verteilt sich das Problem nicht doch eher auf deinen gesamten Körper?*

Denn meistens ist es nicht nur der Bauch, an dem wir zu viel Körperfett mit uns herumtragen.

Doch warum nehmen wir dann die Fettpolster am Bauch am stärksten wahr?

Hierfür gibt es mehrere Gründe die ich dir im Folgenden näher erläutern möchte:

Ein Problem der Wahrnehmung:

In der Regel schauen wir meist frontal in den Spiegel, so dass unser Körperzentrum (unser Bauch) immer zuerst in unseren Blick fällt. Verstärkt wird diese Konzentration auf den Bauch noch zusätzlich dadurch, dass unsere Körpermitte nun mal die größte Fläche unseres Körpers darstellt.

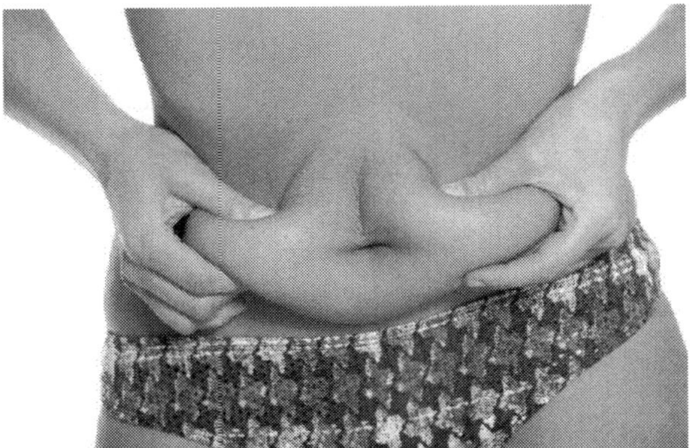

Das heißt unsere Blicke richten sich nicht nur zuerst auf unseren Bauch, sondern sie bleiben auch die meiste Zeit auf unseren Bauch gerichtet. Das heißt also, dass wir primär unseren Bauch als größte Problemzone wahrnehmen.

Wenn wir aber unseren Bauch nun als zentrales Problem wahrnehmen, ist es dann auch für uns möglich gezielt, nur das Fett am Bauch zu verbrennen bzw. nur am Bauch abzunehmen?

An dieser Stelle möchte ich mit einem der größten Mythen der Abnehmbranche aufräumen:

Unser Körper ist nicht dazu in der Lage, lokal nur an einer einzigen Körperstelle, wie z. B. dem Bauch, Fett zu verbrennen!

Diese Tatsache haben mittlerweile zahlreiche wissenschaftliche Studien belegt (sämtliche Studien & Quellen findest du hinten im Literaturverzeichnis)! Das heißt rein physiologisch betrachtet, ist es einfach nicht möglich Fett nur speziell in einzelnen Körperregionen abzubauen.

Die einzige Möglichkeit, um Fett gezielt lokal am Bauch zu reduzieren wäre tatsächlich in künstlicher Form, z. B. durch eine Fettabsaugung, möglich.

Um dir aber nicht vollständig die Motivation zu nehmen, möchte ich dir noch Folgendes mit auf den Weg geben: Übergewicht und damit zu viel Fettgewebe zu haben ist meist tatsächlich kein lokales Problem am Bauch, sondern verteilt sich bei den meisten Menschen über den gesamten Körper.

Und ja, es ist möglich am gesamten Körper Fett abzubauen und damit auch das

Körperfett am Bauch zu verbrennen. Daher gehe ich dieses Problem in diesem Ratgeber auch ganzheitlich an und zeige dir, wie du insgesamt optimal Fett verbrennen und damit natürlich auch einen schönen und schlanken Bauch bekommen kannst.

Wenn dir also der ein oder andere Ratgeber oder Abnehm-Experte da draußen verspricht, dass du gezielt mit speziellen Bauchübungen lokal am Bauch Fett verbrennen kannst, dann solltest du wissen, dass diese Aussage entweder sehr schlecht recherchiert ist, oder die Leute einfach gezielt lügen, um dir ihre Produkte und/ oder Dienstleistungen zu verkaufen.

Das gilt übrigens für alles, was man dir im Zusammenhang mit diesem Mythos verspricht: weder irgendwelche Bauchübungen, noch spezielle Nahrungsergänzungsmittel oder eine bestimmte Ernährungsform helfen dir dabei gezielt nur am Bauch Fett zu verbrennen.

Falls du doch jemanden kennst, der das behauptet, solltest du auch ihm meinen praktischen Ratgeber ans Herz legen.

Der alles entscheidende Faktor!

Um länger andauernde Hungerperioden überstehen zu können, hat sich unser Körper bereits seit Uhrzeiten darauf eingestellt, möglichst effizient zu arbeiten, um Körpersubstanz zu erhalten, und damit lange zu überleben.

Unser Körper wurde somit bereits seit unseren Anfängen darauf programmiert, Nahrung und damit Energie aufzunehmen und diese langfristig zu speichern. Gleichzeitig versucht er die Verschwendung von Energie, also bspw. unnötige Bewegungen, nach Möglichkeit zu vermeiden.

Wie du also sieht, ist unser Körper seit der Urzeit (einer Phase des Mangels, in der es galt, unser Überleben zu sichern) darauf programmiert Energie in Form von Fettzellen einzulagern. Hierbei arbeitet er nach dem **Effizienz-Prinzip** und neigt dazu, viel Energie zuzuführen und wenig Energie zu verbrauchen.

Dieser Zusammenhang zwischen Energiezufuhr und Energieverbrauch führt uns zu den Grundlagen des Abnehmens, der oben genannten **Kalorienbilanz**.

Unsere Kalorienbilanz – der alles entscheidende Faktor beim Abnehmen!

„Ohne die Funktionsweise der „Kalorienbilanz“ genauer zu verstehen und ein Kaloriendefizit zu erzielen, und damit bewusst abzunehmen, wird es uns sehr schwer fallen, schnell abzunehmen und dauerhaft unser Wunschgewicht zu halten.“ (Dein Chris)

Die **Kalorienbilanz** ist der zentrale Faktor beim Abnehmen. Glaube mir, es wird dir deutlich leichter fallen, schnell, gesund und dauerhaft abzunehmen, wenn du die Kalorienbilanz und ihre Zusammenhänge verstanden hast und dich an die „Spielregeln“ hältst.

Bitte merke dir diesen Begriff, denn egal welche Ernährungsform du anwendest, zu welchen Uhrzeiten du isst, ob du dich kohlenhydratarm ernährst oder doch die High Carb-Variante (Ernährungsform, bei der Kohlenhydrate die Ernährung dominieren) wählst, alle Ernährungsformen mit dem Ziel abzunehmen & Fett zu verbrennen basieren auf einer einzigen Grundlage: dem sogenannten Kaloriendefizit.

Dieses Kaloriendefizit musst du dir wie eine Waage vorstellen. Auf der einen Seite führen wir unserem Körper Energie (Kalorien) zu, auf der anderen Seite verbrennt unser Körper eine bestimmte Menge an Energie. Schaffen wir es, dass die Energie, die wir verbrauchen höher ist, als diejenige, die wir zuführen, befinden wir uns in einem **Kaloriendefizit**, so dass unser Körper auf bestehende Substanz (Fett) als wesentlichen Energieträger zurückgreifen muss.

Die folgende Abbildung verdeutlicht diesen Zusammenhang:

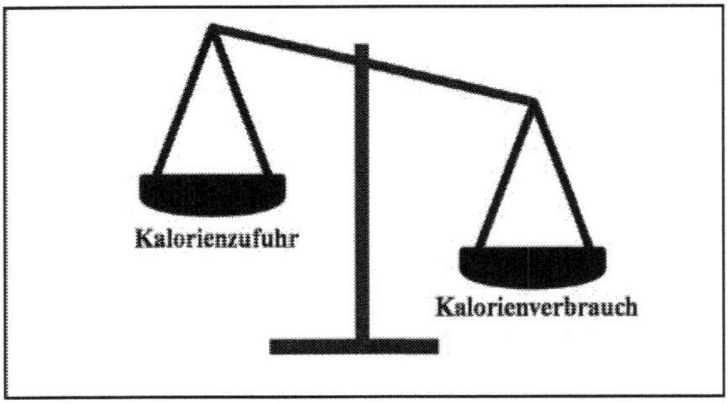

Eigene Abb.:

Kalorienzufuhr < Kalorienverbrauch = Kaloriendefizit!

Der Erfolg jedweder Diät oder Ernährungsform hängt einzig und allein an deiner täglichen Kalorienbilanz. Hierbei spielt es im Grunde fast keine Rolle, welche Diät- oder Ernährungsform du wählst.

Falls du bspw. nach 18 Uhr keine Kalorien mehr zu dir nimmst, kannst du sicherlich damit abnehmen, so lange du vor 18 Uhr weniger Energie zuführst, als dein Körper über den ganzen Tag verbraucht. Genauso wirst du damit keine Resultate erzielen, wenn du vor 18 Uhr mehr Kalorien zuführst, als dein Körper an einem Tag verbrennt.

Wenn wir zu viel Fett mit uns herumtragen, bedeutet dies, dass i. d. R. über einen langen Zeitraum unsere Kalorienzufuhr den Kalorienverbrauch überwogen hat.

Doch auch wenn es früher aufgrund der

Lebensbedingungen sinnvoll für unseren Körper war, in einzelnen Phasen sehr viel Energie zuzuführen, und diese über einen längeren Zeitraum zu sparen und als Fettgewebe einzulagern, haben sich unsere Lebensumstände in der heutigen Zeit drastisch geändert.

Wir leben, v. a. in der westlichen Welt, in einer Gesellschaft, in der kein Mangel, sondern eher ein Überfluss an Nahrungsmitteln zur Verfügung steht. Da unser Körper sich jedoch nicht so schnell auf diese veränderten Lebensumstände einstellen und anpassen kann, müssen wir nun unsere Essgewohnheiten anpassen, um nicht übermäßig an Gewicht zuzunehmen.

Nachdem wir in diesem Abschnitt auf die Funktionsweise unserer Kalorienbilanz eingegangen sind, möchte ich in dem nachfolgenden Kapitel einen Schritt weitergehen und dir aufzeigen, wie du dieses Wissen um deinen Kalorienbilanz nutzen kannst, um gezielt abzunehmen ohne Diäten einhalten zu müssen.

Wie bereits erwähnt, ist es von elementarer Bedeutung ein Kaloriendefizit zu erzielen. Hierfür ist es natürlich unumgänglich auch unseren Energiebedarf zu kennen.

Wie wir diesen genau ermitteln, werde ich dir im nächsten Kapitel anhand eines Schritt-für-Schritt-Planes zeigen.

Wie ermittle ich meinen Energiebedarf?

In diesem Kapitel werde ich noch intensiver auf unsere Kalorienbilanz eingehen und dir darstellen, wie du deinen Energiebedarf einfach ermitteln kannst.

Abnehmen basiert weder auf zufälligen noch glücklichen Ereignissen, sondern ist das Ergebnis von bestimmten Handlungen, die wiederum zu bestimmten Ergebnissen führen.

Wenn du dir bspw. über deinen Kalorienbilanz und deinen Energiebedarf nicht bewusst bist und diese für deine Zwecke einsetzt, musst du Diäten einhalten, um gezielt abnehmen zu können.

Wir verlieren ja kein Gewicht, weil wir einfach eine strenge Diät halten, sondern weil Diäten immer dazu führen, dass wir weniger Kalorien und dadurch auch weniger Energie zuführen und dadurch schlicht und ergreifend ein **Kaloriendefizit** erzielen. **Das ist das ganze Geheimnis beim Abnehmen.**

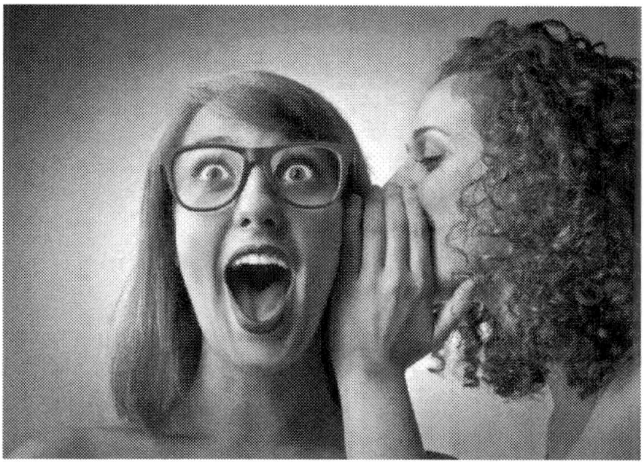

Klingt zwar simpel, stellt sich meist jedoch vor allem in der Umsetzung als schwieriger heraus, als zunächst angenommen.

Wenn wir uns also unserer Kalorien- und Energiezufuhr nicht bewusst sind, müssen wir eine strenge Diät einhalten, da wir sonst nicht ganz genau sagen können, ob wir dieses angezielte Kaloriendefizit überhaupt einhalten.

Egal welche Diät du im Laufe deines Lebens bereits getestet hast, sie hat nur funktioniert, weil du am Ende des Tages weniger Energie in Form von Lebensmitteln zu dir geführt hast, als dein Körper verbraucht hat.

Ob Kohlsuppendiät, Low Carb oder Ketogene Ernährung: Es gibt keine Lebensmittel, oder Makronährstoffe (Kohlenhydrate, fette und Eiweiße) die dich per se übergewichtig oder schlank machen. Es ist immer ein Zusammenspiel aus Kalorienzufuhr und Kalorienverbrauch, also deiner Kalorienbilanz.

Es gibt immer wieder Menschen die auf mich zukommen und sagen, *„Aber Lieber Chris, bei mir hat* ***Low Carb*** *so wunderbar funktioniert, Kohlenhydrate müssen der wahre Grund für mein Übergewicht sein."*

Immer wenn ich das höre muss ich etwas schmunzeln, weil ich diese Aussagen immer und immer wieder höre. Leute verzichten auf Obst und Gemüse, weil sie daran glauben. Das ist auch der Grund warum bspw. Kartoffeln in den letzten Jahren so in Verruf geraten sind.

Kartoffeln bestehen hauptsächlich aus Kohlenhydraten und gelten für viele Menschen als verbotenes Lebensmittel :)

Ich halte dies allerdings für einen der größten Ernährungsmythen überhaupt und gehe sogar soweit, dass ich meinen Kunden empfehle auf gesunde und vor allem unverarbeitete Kohlenhydrate zu setzen. Kartoffeln sind voller Wasser, haben daher wenig Energie (Kalorien) und sättigen uns gut.

Zusätzlich enthalten sie zahlreiche Mikronährstoffe (z. B. Vitamin C, sowie Vitamine B1 & B2) und sollten daher sogar regelmäßig auf unserem Ernährungsplan stehen.

Wichtig ist allerdings die Form der Zubereitung, Wenn du sie in Fett frittierst und dann als „*Pommes Frites*" verzehrst, solltest du dich nicht wundern, dass sie dich dick machen. Allerdings sind dann nicht die Kohlenhydrate Schuld an deinem Übergewicht.

Wenn nun aber unsere Kalorienbilanz und damit verbunden unser Energiebedarf der alles entscheidende Faktor beim Abnehmen ist, wie können wir diesen dann ermitteln und gezielt für unsere Zwecke einsetzen?

Falls du gerade sehr komplizierte Formeln zur Berechnung deines Kalorienbedarfs befürchtest, kann ich dir diese Angst nehmen. Es wird deutlich einfacher als du glaubst, ist aber dennoch mit etwas Aufwand verbunden.

Ich möchte dir das Ganze anhand von verschiedenen Schritten aufzeigen, die ich auch regelmäßig und sehr erfolgreich bei meinen Kundinnen und Kunden anwende. Ich habe speziell hierfür einen **7 Schritte-Masterplan** entwickelt, den ich, wie oben erwähnt, auch bei meinen Kunden sehr gern anwende.

Im Folgenden möchte ich dir nun die einzelnen Schritte meines Masterplans zur Bestimmung deines Energiebedarfs vorstellen:

1. Bestimme dein Ausgangsgewicht

Um dein Ausgangsgewicht zu ermitteln, solltest du dich direkt morgens nach dem Aufstehen und nach deinem ersten Toilettengang auf die Waage stellen.

Grundsätzlich gilt diese Regel bei jedem Gang auf die Waage, um stets die gleichen Voraussetzungen beim Wiegen zu haben. Wiegst du dich zu unterschiedlichen Tageszeiten, werden deine Ergebnisse, je nach Mageninhalt & Wasserhaushalt, verfälscht.

Bitte ermittle dein Ausgangsgewicht nicht direkt nach einem Tag, an dem du einen extremen Kalorienüberschuss hattest, weil du beim Essen zu sehr über die Stränge geschlagen hast. Auch dies würde dein Ergebnis verfälschen, da dein Körper bspw. vielmehr Wasser gespeichert hätte, als üblich.

2. Bestimme deinen ungefähren Kalorienbedarf

Es existieren da draußen zahlreiche Formeln zur Ermittlung des Energiebedarfs. Da ich aber aus der Praxis gelernt habe, dass meine Kunden ungern mit komplexen Formeln arbeiten, empfehle ich seither die Ermittlung des Energiebedarfs über einen Kalorienrechner weiter.

Auch diese sind mittlerweile sehr genau und können dir in einem gewissen Toleranzbereich deinen Energiebedarf ermitteln. Warum sollten wir daher nicht auf die Errungenschaften unserer Zeit setzen?!

Ich würde dir folgende Vorgehensweise empfehlen: Zunächst einmal legen wir einen Wert für unsere Erhaltungskalorien fest.

Bei den Erhaltungskalorien handelt es sich um diejenige Kalorienmenge, bei der sich unser Körper im Gleichgewicht befindet und damit sein Gewicht hält. Wir befinden uns damit also weder in einem Kaloriendefizit, noch in einem Kalorienüberschuss.

Um hier einen groben Wert zu bekommen, können wir im Internet auf diverse Kalorienrechner, wie z. B. https://www.mics bodyshop.de/kalorienrechner, setzen.

Wichtig ist, dass es sich hierbei nur um grobe Richtwerte handelt, da natürlich solch ein Rechner niemals deinen Körper und deinen individuellen Kalorienverbrauch kennt.

„*Nun gut*", denkst du dir. „*Ich kann über einen Kalorienrechner ganz grob meinen Kalorienverbrauch bestimmen. Aber wie lege ich denn nun meinen genauen Kalorienverbrauch fest?*" Sei bitte nicht so ungeduldig, denn um die Antwort auf diese Frage zu erhalten, musst du einfach nur weiterlesen ☺

3. Ernähre dich 7 Tage lang nach den errechneten Kalorien

Ab jetzt wird es leider etwas aufwendiger: Ich bitte dich sieben Tage lang diese von dem Kalorienrechner vorgegebenen Kalorien Tag für Tag einzuhalten. Hierfür ist es wichtig, dass du die Kalorien der einzelnen Lebensmittel kennst und entsprechend zählst.

Willst du wirklich gezielt abnehmen, ohne dich an strickte Ernährungspläne zu halten oder intensiv Sport zu treiben, ist dieser Schritt notwendig, da wir nur auf diese Weise sicherstellen können, dass wir uns in einem Kaloriendefizit befinden.

Um allerdings nicht die Kalorien- und Nährwertangaben sämtlicher Lebensmittel auswendig zu lernen, empfehle ich dir direkt bei Schritt vier weiterzumachen.

4. Tracke deine Kalorien und dein Körpergewicht

Um unsere zugeführten Kalorien und unser Körpergewicht zu tracken, kannst du natürlich gern selbst deine eigenen Tabellen bspw. in Excel oder auch ganz einfach auf einem Blatt Papier anfertigen.

Genau so habe ich es auch am Anfang gemacht, allerdings ist es auch nicht verwerflich die modernen Errungenschaften unserer heutigen Zeit zu nutzen. So tracke ich jetzt bspw. meine Kalorien und mein Körpergewicht ganz einfach über verschiedene Apps.

Dies geht schnell und ist einfach und du musst dich nicht im Detail mit den einzelnen Kalorien und Makronährstoffangaben beschäftigen.

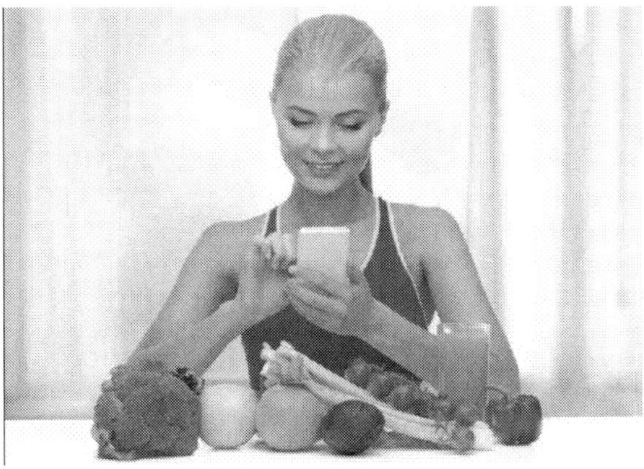

Der Nachteil ist dann allerdings wiederum, dass du diese Angaben auch nicht lernst. Für mich hatte das Tracken über eigenen Tabellen am Anfang den Vorteil, dass ich heute ganz genau weiß, welches Lebensmittel wie viele Kalorien und welche Nährstoffverteilung hat. Um es dir aber am Anfang leicht zu machen, empfehle ich dir die Benutzung von Apps, wie z. B. **MyFitnessPal** oder **fddb**.

„Aber wie gehen wir denn nun im Einzelnen vor lieber Chris?“

Im ersten Schritt nehmen wir die in Schritt zwei grob ermittelte Kalorienmenge und geben diese in der App gemeinsam mit unserem Ausgangsgewicht ein.

Hierfür legst du zunächst einmal einen Startzeitpunkt für deine Diät fest. Psychologisch gesehen ist das bei mir immer der

Montag. Wir starten frisch in eine neue Woche und sind voll motiviert und voller Elan. Wie bereits oben erwähnt, empfehle ich dir, dich direkt morgens auf nüchternem Magen nach dem ersten WC-Gang auf die Waage zu stellen und dein körperliches Ausgangsgewicht festzulegen.

Nun kannst du dein Ausgangsgewicht und die grob ermittelte Kalorienmenge als dein Ziel in der App festlegen.

6. Ermittle deinen exakten Energiebedarf

Ich empfehle meinen Kunden nun sieben Tage lang täglich diese Kalorienmenge zu sich zu nehmen und sich dann nach 7 Tagen erneut unter den gleichen Voraussetzungen zu wiegen. Wiegen wir nach 7 Tagen genauso viel wie zuvor, dann wissen wir, dass diese Kalorienmenge, die wir täglich zu uns genommen haben unsere Erhaltungskalorienmenge ist.

Bei dieser Kalorienmenge nimmt unser Körper weder zu, noch ab. Unser Körper befindet sich im Gleichgewicht, so dass er das Körpergewicht hält.

7. Lege deine Ziel-Kalorien fest

Von der Höhe deines Kaloriendefizits und damit verbunden auch deiner Ziel-Kalorien hängt ab, wie schnell dein Körper Fett abbaut. Hierbei entscheidest du ganz allein, je nachdem wie schnell du abnehmen möchtest, wie hoch dein tägliches Kaloriendefizit sein soll.

Ich empfehle in kleinen Schritten vorzugehen und deine zugeführte Kalorienmenge in der ersten Woche um lediglich 200-300Kcal zu reduzieren. Dies stellt sicher, dass wir unser tägliches Essverhalten nicht zu stark einschränken müssen, aber dennoch gezielt abnehmen können.

Ein weiterer Vorteil dieser Methode liegt darin, dass wir mit hoher Wahrscheinlichkeit einen **JOJO-Effekt** vermeiden, da wir ja nicht zu stark verzichten müssen. Denn glaube mir, der Ursprung eines jeden JOJO-Effektes liegt in einer zu starken Restriktion von Kalorien und Lebensmitteln.

Ich weiß, es klingt etwas komplizierter als der simple Spruch *„Iss die Hälfte“*, aber das ist der einzige Weg, wie du gezielt abnehmen kannst, ohne lange und nervenaufreibende Diäten einhalten und dadurch ständig hungern zu müssen.

Du weißt nämlich fortan, was dein Körper an Energie benötigt, und was du ihm zuführen maximal zuführen darfst, um abzunehmen und Körperfett zu verbrennen.

Du solltest allerdings berücksichtigen, dass sich natürlich, je nach Aktivitätslevel und damit verbunden der Aktivität unseres Stoffwechsels, die Ausgangsparameter, wie bspw. die Erhaltungskalorien, stets ändern können. Falls du dadurch einmal auf ein Plateau stößt, und kein Gewicht mehr verliest, musst du die Variablen entsprechend anpassen.

So kannst du, falls du ab einem gewissen Zeitpunkt kein Gewicht mehr verlierst, die zugeführte Kalorienmenge weiter reduzieren, oder bspw. einen Trick benutzen, den ich dir auch am Ende dieses Ratgebers noch einmal genauer vorstellen werde.

Neueste wissenschaftliche Erkenntnisse haben nämlich gezeigt, dass man alle 14

Tage die zugeführte Kalorienmenge auf seine Erhaltungskalorien erhöhen und damit eine sogenannte Diät-Unterbrechung einbauen sollte.

Eine solche Diät-Unterbrechung kann verhindern, dass unser Stoffwechsel, welcher nach längeren Diäten seine Aktivitäten herunterfährt, stets auf Hochtouren läuft und wir weiterhin schnell und gezielt abnehmen können. Aber wie gesagt, weitere Informationen hierzu kommen noch zu einem späteren Zeitpunkt (im Bonus-Kapitel).

Sei nicht naiv

Wenn allerdings einzig und allein die Kalorienbilanz darüber entscheidet, ob wir ab- oder zunehmen, ist es dann also völlig egal, in welcher Form wir die Kalorien zu uns nehmen?

Diese Theorie wird meist von der *If ist fits your Macros-Fraktion* vor allem im Fitnessbereich propagiert. Hierbei handelt es sich um eine relativ junge Ernährungsform, bei der einzig über die Kalorienbilanz versucht wird Körperfett zu reduzieren.

Dies ist grundsätzlich zwar richtig, allerdings legen viele Menschen dies so aus, dass sie alles essen dürfen, so lange es in ihre Makronährstoffe und damit auch in ihre Kalorienmenge passt.

Auch diese Ernährungsweise führt am Ende zum Erfolg, so lange man seine Kalorienmenge einhält. Gesund ist das allerdings nicht, wenn man die vorgegebene Kalorienmenge bspw. nur mit verarbeiteten und industriell hergestellten Lebensmitteln deckt.

Achte daher bitte auch darauf, dass du nicht nur deine Kalorienmenge triffst, sondern diese zu einem großen Anteil auch mit gesunden, unverarbeiteten und mikronährstoffreichen Lebensmitteln zu dir nimmst. Alles andere ist dauerhaft ungesund und kann über kurz oder lang sogar zu Mangelerscheinungen und Krankheiten führen.

Im folgenden Kapitel wenden wir uns dem Thema Intervallfasten zu und erörtern gemeinsam, wie uns das Intervallfasten beim Abnehmen unterstützen kann.

Intervallfasten – Das musst du wissen!

Was ist das Intervallfasten?

Das Intervallfasten, im englischsprachigen auch als intermittierendes Fasten (lateinisch intermittere = unterbrechen) bekannt, ist eine moderne Ernährungsform, bei der spezielle Fastenphasen in den Alltag eingebaut werden. Je nachdem, welche Methode man wählt, kann man solche Phasen des Fastens täglich oder *„nur"* an speziellen Wochentagen durchführen.

Bei der 16:8-Methode z. B., welche ich dir in einem der folgenden Kapitel noch vorstellen werde, wird in einem Zeitfenster von 16 Stunden gefastet, während in den restlichen 8 Stunden des Tages ganz normal gegessen werden darf.

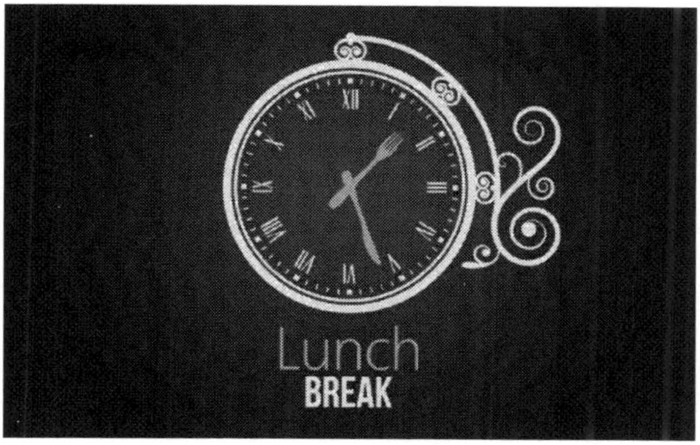

Das Intervallfasten hat vor allem in der jüngeren Vergangenheit stark an Popularität gewonnen. Insbesondere in der Abnehm- sowie der Fitnessbranche erfreut sich diese Ernährungsform immer größerer Beliebtheit.

Neueste wissenschaftliche Erkenntnisse, sowie zahlreiche prominente Persönlichkeiten, haben zur Bekanntheit des Kurzzeitfastens in der Öffentlichkeit beigetragen.

Es ist somit weniger als eine weitere Schnell-Abnehm-Diät, sondern viel mehr als eine moderne Ernährungsform bzw. ein Lifestyle zu sehen. Während die meisten herkömmlichen Diäten sich auf die Aufnahme spezieller Lebensmittel oder bspw. auf den Verzicht einzelner Makronährstoffe (wie z. B. Kohlenhydrate) beschränken, zielt das Intervallfasten nicht darauf ab, das zu verändern *was du ist.*

Es richtet den Fokus viel mehr darauf, Wann du deine Mahlzeiten zu dir nimmst (Zeitpunkt bzw. -raum der Nahrungsaufnahme).

Auch wenn der Begriff Fasten als moderne Ernährungsform zunächst einmal etwas ungewöhnlich klingt, können wir mit einem Blick in die Geschichte feststellen, dass es für den Menschen alles andere als ungewöhnlich ist und viel mehr der biologischen Natur des Menschen entspricht, als viele andere Ernährungsformen.

Es ist bspw. auch Bestandteil vieler Religionen und wird meist dazu genutzt, um Körper und Seele zu reinigen. Anwendung fand das Fasten auch bereits Anfang des zwanzigsten Jahrhunderts vor allem im Rahmen therapeutischer Zwecke, wie z. B. bei der Behandlung von Adipositas (krankhafter Fettleibigkeit), Epilepsie oder Diabetes.

Die rasant steigende Popularität des Intervallfastens lässt sich nicht zuletzt auch auf die zahlreichen positiven Auswirkungen auf unseren Körper und unsere Gesundheit zurückführen.

So lässt sich diese Ernährungsform mit

sehr geringem Aufwand und nur kleineren Veränderungen unserer Essgewohnheiten in den Alltag einbauen und ermöglicht es uns all die Vorteile des Fastens für uns zu nutzen, ohne das aufgrund zu langer Hungerphasen **Heißhunger-Attacken** entstehen.

Mit Hilfe des Intervallfastens können wir nicht nur schnell und gezielt abnehmen, sondern auch das körperliche und geistige Wohlbefinden steigern.

Bevor wir detaillierter auf die vielen Vorteile des Intervallfastens eingehen, werde ich dir im folgenden Kapitel zunächst die genaue Funktionsweise dieser Ernährungsform vorstellen.

Die Funktionsweise des Intervallfastens

Um die Funktionsweise des Intervallfastens zu verstehen, ist es wichtig die unterschiedlichen physiologischen Prozesse der Nahrungsaufnahme zu verstehen. Um die einzelnen Prozesse im menschlichen Körper darzustellen, unterscheidet man wissenschaftlich drei verschieden Phasen, welche ich dir kurz erläutern möchte:

Die cephalische Phase, auch als Phase der Vorbereitung bezeichnet, stellt die Phase der eigentlichen Nahrungsaufnahme dar.

Direkt im Anschluss kommt die absorptive Phase. In dieser Phase werden die Nährstoffe der aufgenommenen Nahrungsmittel über den Blutkreislauf aufgenommen und dienen dem menschlichen Körper zur unmittelbaren Energiegewinnung während der Verdauung.

Dass die Verdauung durch die Aufnahme und den Transport der Nährstoffe über den Blutkreislauf Energie benötigt, ist auch einer der Gründe dafür, dass wir z. B. nach einem größeren Mittagessen müde und schlapp werden.

Durch die beim Essen aufgenommenen Kohlenhydrate steigt der Blutzuckerspiegel im menschlichen Körper. Dies führt wiederum zu erhöhtem Ausstoß des Speicherhormons Insulin.

Der hohe Insulinspiegel fördert zum einen die Energiegewinnung aus Glukose (Blutzucker) und ist zum anderen verantwortlich für die Speicherung von Nährstoffen, wie z. B. Proteinen (Aminosäuren), in unseren Muskelzellen.

Das ist auch der Grund warum häufig empfohlen wird, einen Großteil der täglichen Kohlenhydratzufuhr vor allem im Kraftsport unmittelbar nach einer sportlichen Betätigung zu sich zu nehmen.

Das klingt doch alles erstmal positiv wirst du dir jetzt denken und dir die Frage stellen, warum das Insulin dann so häufig in der Kritik steht. Ganz einfach: neben den aufgezählten Eigenschaften, ist das Insulin auch für die Speicherung der Fettsäuren verantwortlich und verlangsamt zusätzlich die Zurverfügungstellung von Fetten als wesentliche Energiequelle für unseren Körper.

Nachdem nun die Nahrung aufgenommen und der Körper alle Nährstoffe verdaut und in die Zellen transportiert hat, beginnt die dritte Phase. Hierbei handelt es sich um die für diesen Ratgeber ausschlaggebende Fastenphase.

Diese ist dadurch gekennzeichnet, dass die Nahrungsaufnahme beendet ist, die Nährstoffe aus der Nahrung bereits absorbiert sind und der Körper infolgedessen zur Energiegewinnung auf die gespeicherten Nährstoffe zurückgreift. In dieser Phase ist der körpereigene Insulinspiegel niedrig, was wiederum die Nutzung von Fettsäuren als Energiequelle fördert.

Historisch gesehen sind solche Phasen von Nahrungsaufnahme und Nahrungsmangel nicht ungewöhnlich für uns Menschen. Mit der industriellen Produktion von Lebensmitteln hat sich dies allerdings geändert. Nahrungsmittel sind in der heutigen Zeit im Überfluss vorhanden und werden entsprechend auch häufig im Überfluss konsumiert.

Solche temporären Phasen des Nahrungsmangels sind somit vor allem in unserer industrialisierten westlichen Welt kaum noch vorhanden. Obwohl es natürlich sehr positiv für die Entwicklung der Menschheit ist, dass kein Nahrungsmangel mehr existiert, gehen mit dem ständigen Nahrungsmittelkonsum leider auch zahlreiche Probleme, wie z. B. immer häufiger auftretendes Übergewicht, einher.

Genau an diesem Punkt können wir nun mit Hilfe des Intervallfastens gegensteuern und gezielt solche Fastenphasen (Zeiten des Nahrungsmangels) in unseren Alltag einbauen.

Schnell und gesund abnehmen durch das Intervallfasten

Bevor ich eine bestimmte Ernährungsform anwende, ist es für mich von wesentlicher Bedeutung, dass ich mich wirklich sehr intensiv damit beschäftige und versuche das Konzept mit all seinen Vor- und Nachteilen zu verstehen. Nur so bin ich selbst auch in der Lage dazu, eine Entscheidung darüber zu treffen, ob diese Ernährungsform für mich Sinn macht, oder eben auch nicht.

Denn welche Lebensmittel in welcher Form wir zu welchen Tageszeiten zu uns nehmen, prägt uns und unser gesamtes Leben mehr als wir meist vermuten. Insofern finde ich es klasse, dass auch du dich intensiv damit beschäftigen und dir durch die Lektüre dieses Ratgebers ein klares Bild vom Intervallfasten machen möchtest.

Hierdurch kannst du selbst die Vor- und Nachteile abwägen und am Ende eine eigene Entscheidung für oder gegen das Intervallfasten treffen.

Wie bereits in der Einleitung kurz erwähnt: ich halte das Intervallfasten für ein sehr positives Beispiel einer modernen Ernährungsform, vor allem, weil es uns nicht einzelne Lebensmittel oder Makronährstoffe (Kohlenhydrate, Fette, Eiweiße) vorschreibt oder gar verbietet.

Daher merke dir bitte Folgendes:
Alles, was vollkommen restriktiv ist, und uns bspw. einzelne Lebensmittel aufzwingt, mag zwar kurzfristig zum Erfolg führen, wird sich allerdings langfristig sehr negativ auf unsere Gesundheit und unser körperliches Wohlbefinden auswirken.

Das sage ich als jemand der bereits seit frühester Jugend mit Übergewicht zu kämpfen hat und bestimmt schon hunderte mal abgenommen hat, jedoch anschließend immer wieder und wieder in der berüchtigten JOJO-Falle gelandet ist.

Auch wenn es sich beim Intervallfasten noch um eine sehr junge Ernährungsform handelt und die moderne Wissenschaft sich entsprechend noch in den Anfängen befindet, lassen sich bereits einige Aussagen in Bezug auf die Auswirkungen auf unsere Gesundheit und unser Gewicht treffen.

Im Gegensatz zu früheren Zeiten, in denen wir unser Überleben sichern mussten, neigen wir in der heutigen Zeit des Überflusses dazu, Lebensmittel einfach aus Gewohnheit oder Langeweile zu konsumieren.

Dies führt dazu, dass wir meist viel mehr Nahrung aufnehmen, als für unseren Körper überhaupt notwendig und gesund ist.

Viele neuere wissenschaftliche Ausarbeitungen (siehe z. B. „*The End of Overeating*“ von David A. Kessler) haben genau das belegt: wir Menschen konsumieren heutzutage einfach zu viele Lebensmittel. Selbst Menschen, die eigentlich schlank sind, essen häufig zu viel.

Unser Körper ist evolutionstechnisch auch gar nicht darauf konditioniert so viele Nahrungsmittel aufzunehmen. Entsprechend kann uns das Intervallfasten dabei helfen die aufgenommene Kalorienmenge zu reduzieren und dadurch effektiv abzunehmen.

Viele Menschen, die sich mit dem Thema Ernährung beschäftigen, wollen in erster Linie abnehmen und langfristig ihr Wunschgewicht erreichen. Insofern habe ich diesem Thema im Rahmen der Vorteile des Intervallfastens ein eigenes Kapitel gewidmet.

Ich zeige dir, wie du mit Hilfe des temporären Fastens schnell überschüssiges Fett abbauen und dauerhaft dein Wunschgewicht erreichen kannst. Zusätzlich stelle ich dar, was solche temporären Fastenphasen für unseren Körper und unser Gehirn bedeuten und wie sie uns dabei helfen, langfristig abzunehmen.

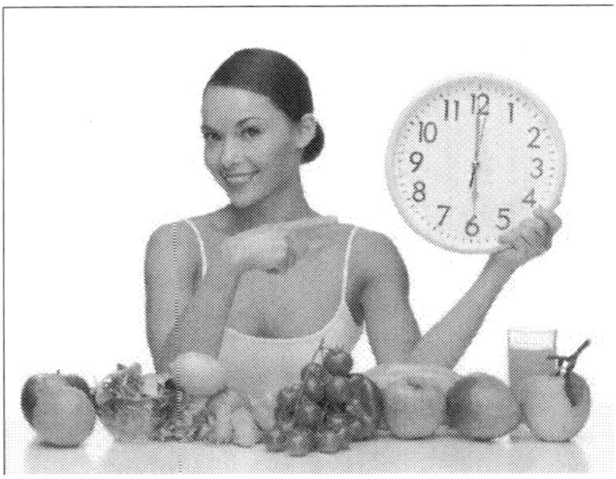

Wie so häufig gilt aber auch hier: nur das Wissen über diese Möglichkeit der Ernährungsumstellung allein reicht nicht aus.

Du musst in die Umsetzung kommen und das Ganze in deinen Alltag einbauen. Nur so wirst Du die gewünschten Ergebnisse erzielen!

Nun aber zum eigentlichen Thema: Intervallfasten und wie es dir dabei helfen kann dein Fett zu verbrennen und langfristig dein Wunschgewicht zu halten. Schauen wir uns hierfür einmal den Alltag, wie er in Millionen deutschen Haushalten gelebt wird, etwas genauer an: ein ausgewogenes Frühstück, ständige Zwischenmahlzeiten, ein schneller Lunch, ein ausgiebiges Abendessen und anschließend noch ein paar ungesunde Snacks vor dem Fernseher.

Selbst wer sich unter der Woche keine Zeit nimmt, um zu frühstücken, wird die restlichen Mahlzeiten mit hoher Wahrscheinlichkeit genau so zu sich nehmen, wie oben beschrieben. Im Klartext: Eines der größten Ernährungsprobleme unserer Zeit liegt darin, dass wir in der Regel während des Tages nahezu ununterbrochen Nahrung zu uns führen!

Wir essen meist einfach zu oft und zu viel! Genau an diesem Punkt setzt das Intervallfasten an. Es unterbricht die ständige Nahrungszufuhr und gibt unserem Körper Zeit sich zu erholen und hat dadurch zahlreiche positive Effekte für unseren gesamten Organismus.

Hierbei wirkt sich das Intervallfasten gleich in mehrfacher Hinsicht positiv auf das Ziel Gewichtsreduktion aus:

Zum einen verkürzen wir das Zeitfenster, in dem wir Nahrung zu uns nehmen. Wenn wir in der restlichen Zeit genauso weiter essen wie bisher, führt das dazu, dass wir auch insgesamt weniger Kalorien zu uns führen.

Auf der anderen Seite senken wir die Ausschüttung von Insulin und damit auch den Blutzuckerspiegel. Dies führt wiederum dazu, dass unser Körper vermehrt auf gespeicherte Fettsäuren als Energiequelle setzen kann.

Zusätzlich kann unser Körper gerade in solchen Ruhephasen vermehrt Wachstumshormone ausschütten, welche wiederum unsere Stoffwechselprozesse (sämtliche biochemischen Vorgänge in unserem Körper, welche den Auf- und Abbauprozessen dienen und daher Energie benötigen) anregen und damit unseren Energieverbrauch erhöhen.

Zahlreiche Studien belegen mittlerweile, dass Ruhephasen, wie z. B. Schlaf oder eine ruhende Verdauung in Fastenzeiten, die Produktion von Wachstumshormonen in unserem Körper erhöhen. Genau aus diesem Grund kann das Intervallfasten auch als wahrer Turbo bei der Erreichung unseres Wunschgewichtes wirken.

Um das Ganze leicht verständlich auf den Punkt zu bringen: Zum einen reduzieren wir die aufgenommene Kalorienmenge, und zum anderen erhöhen wir unseren Kalorienverbrauch. Dadurch ist es letztlich wesentlich einfacher insgesamt eine negative Kalorienbilanz (wir verbrauchen mehr Kalorien als wir aufnehmen) zu erzielen und schnell aber dennoch gesund abzunehmen.

Falls du weiterführende Literatur zu den Auswirkungen des Intervallfastens auf unseren Körper und unsere Gesundheit studieren willst, schaue dir bitte auch einige der auf der Homepage der U.S. National Library of medicine vom National Center for Biotechnology Information (www.ncbi.nlm.nih.gov) veröffentlichten Studien näher an.

Da, wie bereits erwähnt, der Körper vor allem während Schlaf- und Ruhephasen Wachstumshormone bildet und diese Hormonproduktion nicht einfach durch den Zustand des Aufwachens abrupt unterbricht, liegt es nahe, die erste Nahrungsaufnahme zeitlich so weit wie möglich nach hinten zu verlagern.

So habe ich mir selbst bspw. angewöhnt das Frühstück komplett zu streichen und erst gegen Mittag die erste kleinere Mahlzeit zu mir zu nehmen.

Auch wenn uns das im ersten Augenblick etwas unnatürlich vorkommt und wir noch die alte Weisheit im Kopf haben, dass das Frühstück die erste und somit auch die wichtigste Mahlzeit am Tag ist, braucht unser Körper kein Frühstück, um während des Tages viel Energie zu haben und Hochleistung zu bringen.

Ein weiterer wichtiger Punkt, den ich an mir selbst feststellen konnte, ist, dass durch das ständige Zuführen stark verarbeiteter Lebensmittel, welche extrem viele Zuckerzusätze beinhalten, auch meine Geschmacksnerven vollkommen verändert wurden. Achte bitte einmal auch auf diese Veränderung nach einer temporären Fastenphase.

Empfindest du anschließend nicht auch den Geschmack von gesunden und unverarbeiteten Lebensmitteln plötzlich ganz anders? So können wir mit Hilfe des Intervallfastens unsere Geschmacksnerven wieder für echte und natürliche Lebensmittel sensibilisieren. Obst und Gemüse schmecken plötzlich wieder viel intensiver.

Eine Banane schmeckt wieder süß und reicht vollkommen aus, um unseren Appetit nach etwas Süßem zu stillen. Es fällt uns somit wesentlich leichter dauerhaft gesunde, unverarbeitete und dadurch auch kalorienundichte Lebensmittel, welche uns schneller sättigen, zu verzehren.

Apropos *„sättigen“*: dies ist ein weiterer Vorteil des Intervallfastens! Dadurch, dass wir während des Intervallfastens unsere Nahrungszufuhr zeitlich einschränken, wird nach kurzer Zeit auch unser natürliches Sättigungsgefühl wieder einsetzen.

Denn physiologisch betrachtet, bedeutet die Sättigung nichts anderes, als dass unser Körper unserem Gehirn mitteilt, dass ausreichend Nahrung zugeführt wurde.

Nehmen wir nun durch das temporäre Fasten insgesamt weniger Nahrung auf, konditionieren wir uns selbst auf eine geringere Nahrungszufuhr. Wir signalisieren unserem Gehirn damit also während der Nahrungszufuhr schneller, dass wir satt sind. Im Ergebnis erhalten wir ein schnelleres Einsetzen des Sättigungsgefühls und damit eine dauerhaft geringere Nahrungsaufnahme.

Einen weiteren unterstützenden Effekt bei dem Ziel Fett zu abzubauen und langfristig unser Wunschgewicht zu erhalten, sehe ich vor allem darin, dass wir bestimmte Lebensmittel nicht vollständig von unserem Speiseplan streichen. Hierdurch können wir z.B. auch das Risiko von Heißhunger-Attacken senken.

Solche Heißhunger-Attacken, sich dadurch einstellende Frustrationen und das anschließende Zurückfallen in alte Essgewohnheiten, sind meines Erachtens meist der Grund warum wir nach einer erfolgreichen Abnehmphase schneller wieder auf unser ursprüngliches Gewicht, und häufig auf ein sogar noch höheres Gewicht, zurückfallen.

Glaube mir, ich selbst bin gefühlt schon hunderte Male in dieser Falle gelandet und damit dem JOJO-Effekt zum Opfer gefallen. Ich weiß also gerade in diesem Punkt, wovon ich spreche. Ich glaube, dass gerade eine zu restriktive Ernährungsweise, z. B. durch Aufnahme nur ganz bestimmter Lebensmittel, der Hauptgrund dafür ist, warum wir nach kurzer Zeit wieder an Gewicht zunehmen und in der JOJO-Falle landen.

Daher sehe ich persönlich das Intervallfasten, was uns in seiner ursprünglichen Variante keine Lebensmittel verbietet, als eine der besten und dauerhaft gesündesten Möglichkeiten an, die Spirale von ständigen Ab- und Zunehm-Phasen endlich zu durchbrechen und langfristig schlank zu bleiben.

16:8 oder doch 5:2 – die beiden bekanntesten Methoden im Überblick!

Da die Intervalle zwischen Fastenperiode und Nahrungsaufnahme je nach Absicht und Notwendigkeit individuell gestaltet werden können, sind mittlerweile eine ganze Reihe von Methoden entstanden.

Es gibt tägliches Fasten mit mehrstündigen Essenspausen, die Methode mit ganzen Fastentagen bis hin zum extremen Fasten oder Mini-Fasten-Kuren. Im Folgenden werde ich dir die beiden bekanntesten Methoden näher vorstellen:

5:2-Methode

Als erstes möchte ich dir eine Fastenmethode vorstellen, die von dem britischen Journalisten und Arzt Michael Mosely entwickelt wurde. Die 5:2 Methode ist eher für Menschen gedacht, die bereits einige Erfahrung mit den Abläufen des Fastens haben.

Bei der 5:2-Methode sollst du an fünf Tagen der Woche wie gewohnt Nahrung aufnehmen und an zwei „nicht“ aufeinanderfolgenden Tagen der Woche nur maximal 500 Kalorien (für Frauen) und 600 Kalorien (für Männer) in maximal zwei Mahlzeiten zu dir nehmen.

Welche Mahlzeiten und Tage das sind, bleibt deiner persönlichen Wahl überlassen. Dennoch einige Tipps: Was die Tage betrifft, so kannst du z. B. den Montag und den Donnerstag oder den Dienstag und den Freitag als Fastentage auswählen. Dann hast du immer zwei bis drei Tage dazwischen, an denen du wie gewohnt Nahrung zu dir nimmst.

Mindestens jedoch sollte immer ein Tag dazwischenliegen. Idealerweise liegt auch einer der Fastentage immer am Wochenende. Wenn du allerdings am Wochenende arbeitest, leg einfach einen deiner Fastentage auf den Tag, an dem du frei hast.

Fasten für Fortgeschrittene

Du siehst allerdings, dass diese Methode eine andere Tages- und Lebensplanung voraussetzt als die 12:12-Methode für Fasten-Anfänger. Es ist bei dieser Methode außerdem wichtig, die körperliche Belastung an den zwei Fastentagen so gering wie möglich zu halten.

Man sollte sich so wenig wie möglich Stress aussetzen, bis sich der Körper daran gewöhnt hat, an zwei Tagen pro Woche nur geringfügig Nahrung zugeführt zu bekommen.

Michele Harvie, Ernährungsmedizinerin an der Universität von Manchester und Verfechterin dieser Methode, rät dazu, an den entsprechenden Fastentagen pro Woche auf Kohlenhydrate gänzlich zu verzichten.

Das betrifft Brot, Nudeln, Kartoffeln und Zucker, aus denen allerdings die meisten Mahlzeiten in unserem Kulturkreis bestehen. Angeraten werden Lebensmittel mit wenig Kalorien und dafür viel Proteinen.

Das ist z. B. Fisch oder mageres Fleisch und natürlich Früchte und Gemüse. An den zwei Tagen der Woche, an denen die Kalorienmenge eingeschränkt wird, ist es wichtig, dass du viel Flüssigkeit zu dir nimmst.

Allerdings solltest du davon absehen, stark zuckerhaltige Softdrinks oder industrielle gefertigte Fruchtsäfte zu dir zu nehmen.

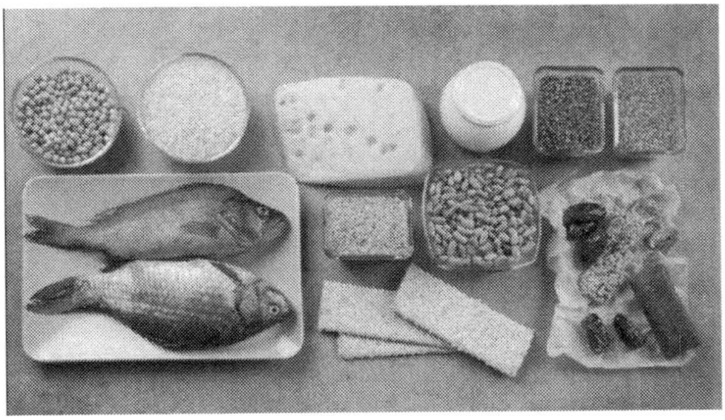

Mineralwasser, ungesüßter Tee, egal ob schwarz oder grün oder mit Kräutern, sollten darum auf deiner persönlichen Getränkekarte ganz oben stehen. Junk Food und Alkohol sind natürlich ebenfalls tabu.

Du merkst, dass die 5:2-Methode mehr abverlangt als die 12:12-Methode. Es ist mehr Planung erforderlich. Die Ernährungsmedizinerin Krista Varady geht sogar noch weiter und gibt an, dass die 5:2-Methode noch effektiver sei, wenn man als Variante jeden zweiten Tag der Woche nur 500 bzw. 600 Kalorien zu sich nimmt.

Eine Gewichtsabnahme von fünf bis fünfzehn Kilo in zwei Monaten wird im Schnitt dabei prognostiziert. Das gilt aber nur für den Fall, dass du an den fünf anderen Tagen der Woche, an denen du wie gewohnt essen und trinken darfst, nicht der Völlerei verfällt und alles das aufholen willst, was du in den zwei Fastentagen versäumt hast.

Natürlich kann man die Kalorienaufnahme variieren. Im Grunde geht es nur darum, die tägliche Kalorienmenge drastisch zu reduzieren. Es ist verständlich, dass du dich bei der 5:2-Methode eingeschränkt fühlst.

Darum kannst du diese Methode selbst modifizieren. Wenn du z. B. Nur deinen Verdauungstrakt entlasten willst, um die Konsumsünden der Vergangenheit zu schmälern, kannst du auch nur einen Fastentag pro Woche einplanen. **Das wäre dann eine 6:1-Methode!**

Ein Segen für deine Gesundheit

Auch bei der **5:2-Methode** gilt: Bewegung, Bewegung, Bewegung! Wer effizient Fett verbrennen will, kommt um eine regelmäßige und ausreichende sportliche Betätigung nicht herum. Intervallfasten lässt sich gut mit Sport verbinden, da die Essens- und Fastenzeiten modifizierbar sind und auf die individuellen Belange eingestellt werden können.

Wenn du sportlich aktiv bist, solltest du allerdings immer einen nüchternen Magen haben. An den fünf Tagen der Woche, an denen du wie gewohnt essen und trinken kannst, solltest du also deine körperlichen Aktivitäten richtig einplanen.

Aber auch hier gilt: Gewöhne deinen Körper langsam an die Routine. Anderenfalls mag es zu unerwünschten Nebeneffekten kommen.

In einer Studie, die mit 107 übergewichtigen Frauen durchgeführt wurde, zeigte sich, dass die 5:2-Methode genauso gut zu dem gewünschten Erfolg des Gewichtsverlusts führt wie eine andere anhaltende Diät des eher „*klassischen*“ Musters.

So ist es nicht verwunderlich, dass mittlerweile viele Menschen das Intervallfasten und die 5:2-Methode für sich entdeckt haben.

Denn man hat den großen Vorteil dabei, dass man sich nur an zwei Tagen der Woche hinsichtlich der Kalorien einschränken muss. Die permanente Belastung, die man bei einer herkömmlichen Diät hat, fällt weg. In derselben Studie wurde ebenfalls festgestellt, dass die 5:2-Methode den **Insulinspiegel** im Blut senkte und die Insulinintensität erhöhte, was bedeutet, dass diese Methode auf gezielt sehr gut als Diabetes-Vorsorgemaßnahme oder aber bei Patienten mit Diabetes-Vorstufen eingesetzt werden kann.

16:8-Methode (Leangains Methode)

„*Intermittierendes*" Essen, wie man Intervallfasten auch synonymisch nennen kann, ist interessanterweise eigentlich ein Rückgriff auf einen Essensrhythmus, wie ihn unsere Urahnen schon kannten. Damals in der Gesellschaft von Jägern und Sammlern war die Nahrungsaufnahme hauptsächlich vom täglichen Jagdglück abhängig.

Da konnte es schon mal vorkommen, dass man mehrere Tage ohne richtiges nährstoffreiches Essen auskommen musste. Wurde keine Beute gemacht und man musste sich mit Früchten und Beeren behelfen, die man im Wald fand, stellte sich schon bald der Hunger ein.

Aber hat der Mensch von heute die körperliche Konstitution dazu, länger ohne

Nahrung auszukommen? Wir sind daran gewöhnt, in den Supermarkt zu gehen, um dort zu jeder Tages- und Nachtzeit unsere Nahrungsmittel nach Wahl einzukaufen.

Wir gehen für eine vollständige Mahlzeit ins Restaurant, für eine Zwischenmahlzeit kurz mal an den Imbiss-Stand oder aber wir zaubern uns in unserer eigenen Küche ein leckeres Gericht zusammen.

Sind wir darum überhaupt noch körperlich in der Lage, uns einen gänzlich anderen Essensrhythmus anzugewöhnen?

Die gute Nachricht ist: Ja, wir sind es!

Wie Wissenschaftler im Falle der sogenannten *„Paläo-Diäten“* (Essen wie in der Steinzeit) schon häufig betont haben, hat sich der menschliche Organismus in den letzten 10.000 Jahren im Wesentlichen eigentlich gar nicht verändert.

Und eine weitere gute Nachricht für all jene, die sich mit Intervallfasten auch einen rundum gesünderen Lebenswandel angewöhnen wollen: Mehr als 70% aller Lebensmittel, die wir im Supermarkt um die Ecke einkaufen können, sind für unseren Organismus eigentlich ungeeignet. Dazu zählen vor allem Getreideprodukte wie z.B. Nudeln, auf die du während deiner Fastenperioden ohnehin auch verzichten solltest.

Heutzutage haben wir die Möglichkeit, 24 Stunden rund um die Uhr zu essen und zu trinken. Viele sogenannte *„Gesellschaftskrankheiten“* haben ihren Ursprung in diesem ungesunden Verhalten.

Das optimale Fasten für dich?

Da es eine anerkannte Tatsache ist, dass unser Körper, der sich seit vielen tausend im Grunde organisch unverändert geblieben ist, eine längere Nahrungsabstinenz im Normalfall sehr gut aushält, brauchst du dir um dein Vorhaben mit Intervallfasten überflüssiges Gewicht loszuwerden, keine Sorgen machen.

Auch wenn du persönlich der Ansicht sein solltest, dass du es nicht schaffen würdest, bei der **16:8-Methode** 16 Stunden ohne Nahrungsaufnahme auszukommen, ist es lediglich nur eine Frage der Zeit, bis sich dein Körper darauf einstellt. Dein Körper kann in der Regel mehr leisten, als du denkst.

Nur ist er vielleicht eingerostet, wird nicht

gefordert, weshalb er sich an den Essensrhythmus in unserer modernen Überfluss-Gesellschaft gewöhnt hat.

Hast du es schon einmal geschafft, 12 Stunden ohne Nahrung auszukommen, wird es dir leichtfallen, diese Periode um vier weitere Stunden zu verlängern.

Bei der 16:8-Methode fastest du 16 Stunden lang und kannst acht Stunden essen und trinken, wie es dir beliebt. Wie bei anderen Intervallfasten-Methoden musst du aber darauf achten, dass du niemals zu viel zu dir nimmst.

Wie auch schon angeführt, solltest du auch darauf achten, dass du gewisse Nahrungsmittel meidest. Weiter unten wird dir ein kompletter Fasten-Plan vorgestellt, aus dem ersichtlich wird, welche Nahrungsmittel in der Regel empfohlen werden.

16 Stunden fasten mag viel klingen. Vielleicht denkst du auch, es sei für dich unmöglich, diese Frist einzuhalten. Aber 16 Stunden fasten bedeutet nicht, dass du von 0 Uhr bis 16 Uhr fasten musst.

Du kannst den Beginn der Fastenperiode frei wählen und kannst dann in den nächsten Tag hinein fasten. Wichtig ist, dass du die Fasten- und Essensperioden genau einhältst. Es macht also keinen Sinn, einen Tag ab 18.00 Uhr abends zu fasten und am darauffolgenden Tag eine Stunde später, um 19.00 Uhr abends, damit anzufangen.

Ein günstiger Zeitraum für das Fasten ist grundsätzlich die Zeit von abends 18.00 Uhr bis morgens 10.00 Uhr, da in dieser Zeit erfahrungsgemäß die wenigsten Änderungen und Anpassungen vorgenommen werden müssen.

Überdenke aber genau, wie es in deinem persönlichen Fall am besten wäre und treffe erst dann die Entscheidung. Wenn dein Lebenspartner erst um 19.00 Uhr abends von der Arbeit nach Hause kommt, macht es natürlich keinen Sinn, bereits um 18.00 Uhr die Fastenperiode einzuläuten.

Als Tipps solltest du aber beachten, dass es nicht sinnvoll ist, dein Abendessen später als 10.00 Uhr abends einzunehmen. Der Grund ist, dass die menschlichen Verdauungsorgane zu so später Stunde nur noch auf Sparflamme arbeiten und sich eine volle Mahlzeit ungünstig auf den nächtlichen Verdauungsprozess auswirken würde.

Es wirkt sich auch ungünstig auf deinen Körper aus, wenn du um 15.00 Uhr nachmittags die letzte Mahlzeit zu dir nimmst und schon um 07.00 Uhr morgens mit deiner nächsten Fastenperiode anfängst. Der Grund ist, dass der Körper am frühen Morgen meistens noch mit Entschlackungs- und Giftausleitungsprozessen beschäftigt ist.

Nimmt man in dieser Zeit Nahrung zu sich, unterbricht man diese natürlichen und lebensnotwendigen Ausleitaktivitäten des Körpers.

Dein Körper dankt es dir

Um dein **16:8-Intervallfasten** zu beginnen, sollte man den Entschlackungsprozess mit bestimmten ausgewählten Nahrungsmitteln unterstützen. So sollte es zum Frühstück eine möglichst leichte, aber ernährungsmedizinisch ausreichende Kost sein. Ein Tee, schwarz oder grün, passt gut dazu.

Die von dem Bodybuilder **Martin Berkhan** als „*Leangrains*“ bezeichnete Fasten-Methode ist eine individuell angepasste, aber auch kontrollierte Methode zur Nahrungsaufnahme, die deinem Körper genügend Zeit zur Verfügung stellt, die aufgenommenen Nahrungsmittel und Nährstoff auch richtig zu verwerten.

Gleichzeitig bietest du deinem Körper Ruhephasen an, in denen er sich um die notwendigen Abbauprozesse der Nährstoffe, sowie um die ebenfalls notwendigen Zellerneuerungs-Prozesse kümmern kann. Wichtig ist es zu wissen, dass gerade diese Prozesse bei einer permanenten Nahrungsaufnahme zu kurz kommen.

Unwohlsein und auch Krankheiten sind auf längere Sicht gesehen darum meistens die Folge. Acht Stunden Nahrungsabstinenz geben deinem Körper genügend Zeit, die natürlichen Entgiftungsprozesse durchzuführen. Das am Anfang auftretende Hungergefühl kannst du am besten beenden, indem du z. B. einen ungesüßten Tee trinkst.

Und das gewohnte *Knabberzeug* vorm Fernseher solltest du auch lieber beiseitelassen. Denn es handelt sich bei diesen Nahrungsmitteln meistens um stark zucker- oder salzhaltige Produkte, die auf die eine oder andere Weise nicht zu deinem Intervallfasten gehören.

Bei allem, was du tust, bedenke immer, dass alle Methoden des Intervallfastens, ob mit kurzen oder langen Abstinenzperioden, keiner kurzfristigen Diät gleichkommt, sondern eine dauerhafte Ernährungsumstellung darstellt.

So machst du dich fit

Die 16:8-Methode ist sehr weit verbreitet. Eine Fastenperiode von 16 Stunden und ein Zeitfenster von acht Stunden, indem du maßvoll und mit Bedacht essen und trinken kannst, was die beliebt, hat nachweislich große gesundheitliche Vorteile.

Das wird von Professor Andreas Michalsen, einer von Deutschlands führenden Fasten-Experten und Arzt an der Berliner Charité in einem Bericht, der im *„Stern"* erschien, bestätigt:

„Studien zeigen, dass auch wenige Fastentage und Essenspausen von 16 Stunden bereits einen positiven Effekt haben. Blutdruck, Blutzucker, Cholesterin- und Entzündungswerte verbessern sich, das Gewicht geht runter und die Stimmung hellt sich auf."

Bekannt wurde diese 16:8-Methode des Intervallfastens, das mit seinen *„nur"* 16 Stunden auch als *„Kurzzeitfasten"* bezeichnet wird, durch den Bodybuilder Martin Berkhan. Er empfiehlt, das tägliche Frühstück ganz wegzulassen und das Mittag- und Abendessen dafür in ganz normalem Umfange zu sich zu nehmen.

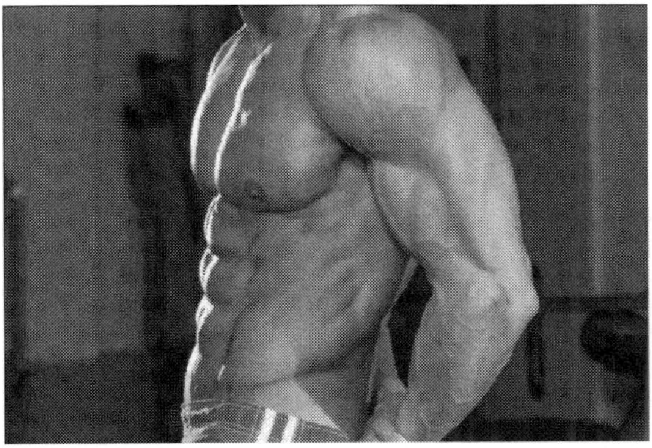

Auf keinen Fall sollte aber das Essensfenster von acht Stunden überschritten, also verlängert werden. Berkhans Beispiel eines *„Bodybuilders"* hat es gezeigt, wie es mit dieser Methode gelingt, Körperfett in den Problemzonen drastisch zu reduzieren und gleichzeitig wichtige Muskelmasse aufzubauen.

In einer anderen bekannten Studie unter der Leitung von **Prof. Panda Satchidananda** kommt **Megumi Hatori**, einer seiner Mitautoren, zu dem Schluss, dass die 16:8-Methode unseren Körper sogar in die Lage versetzt, ungesunde Nahrung bis zu einem gewissen Grad zu kompensieren.

Das bedeutet mit anderen Worten, dass unser Körper diese Stoffe gewissermaßen unschädlich macht. Der Körper entgiftet sich mit anderen Worten selbst. Nachweislich wirkt sich die Kalorienpause positiv für deine Gesundheit aus, sofern es dir gelingt, 16 Stunden ohne Nahrung zu bleiben.

Was dabei immer wieder betont werden

muss: Du musst dafür keine Nahrungsumstellung an sich vornehmen, kannst also in den Essensperioden das zu dir nehmen, was du sonst auch immer isst und trinkst. Aber geht dabei immer mit Maß und Bedacht vor.

Bei einer 16-stündigen Fastenperiode kann es natürlich immer vorkommen, dass sich ein Hungergefühl einstellt. Das hat auch viel damit zu tun, was du tagsüber machst, ob du z. B. einer körperlich eher anstrengenden Arbeit nachgehst oder nicht. Du wirst aber merken, dass dieses Hungergefühl mit fortschreitendem Intervallfasten nach und nach verschwindet.

Erfahrungsberichte sprechen dabei von einem Zeitraum von etwa einer Woche. Im Verlaufe der darauffolgenden Woche dann bekommst du dieses Hungergefühl immer später und auch die Nervosität, die durch eine Unterzuckerung entsteht, verschwindet schließlich ganz.

Nach einer gewissen Zeit, die natürlich individuell verschieden ausfällt, eröffnet sich dir die Möglichkeit, die Fastenperiode spontan zu verlängern, sodass du vielleicht nach ein oder zwei Monaten in der Lage bist, nicht 16 Stunden, sondern 18 oder gar 20 Stunden ohne Nahrungsaufnahme auszukommen.

Aber Vorsicht! Das sollte man nicht übertreiben. Eine gewisse Grenze sollte man nicht überschreiten und, salopp gesagt, magersüchtig werden. Wenn du während der Fastenperioden Durst bekommst, kannst du selbstverständlich etwas trinken.

Allerdings nur Wasser oder Tee bzw. Kräutertee (Ingwer z. B.). Andere Getränke, wie

z. B. Kaffee, Fruchtsäfte oder Softdrinks (die man aufgrund ihres hohen Zuckergehalts grundsätzlich einschränken sollte), solltest du immer nur zusammen mit deinen Mahlzeiten zu dir nehmen.

Wäre an dieser Stelle noch die Frage zu klären, ob es einen Unterschied zwischen Männern und Frauen gibt, auf den man bei der 16:8-Methode achten sollte?

Manchmal wird geraten, Männer sollten 16 Stunden, Frauen nur 14 Stunden fasten. Das ist aber keine feste Regel, sondern im besten Falle eine Empfehlung.

Es gibt hierzu schlichtweg keine belastbaren Erkenntnisse, was Vor- oder Nachteile einer solchen Einteilung betrifft. Was für dich letztlich bedeutet: Wenn du der Ansicht bist, als Frau oder Mann kürzer oder länger fasten zu müssen, probiere es einfach selbst aus.

Wie sich gezeigt hat, stellt die 16:8-Methode oft das Optimum des Intervallfastens dar. Diese Zeiteinteilung von Nahrungsaufnahme und Nahrungsabstinenz scheint für den Körper am Günstigsten zu sein. Das Abnehmen geht damit wie von selbst.

Diese Methode bringt dir aber auch andere Vorteile. So hat eine Studie an Mäusen gezeigt, dass die 16:8-Methode vor Übergewicht, chronischen Entzündungen, Diabetes und Lebererkrankungen schützt.

FAQ – Die am häufigsten gestellten Fragen zum Intervallfasten im Überblick!

Da mir sehr häufig zahlreiche Fragen zu dem Thema Intervallfasten gestellt werden, möchte ich dir die am häufigsten gestellten Fragen und Antworten an dieser Stelle kurz vorzustellen.

So hast du einen guten Überblick und kannst jederzeit bei Bedarf schnell darauf zugreifen.

Welche Lebensmittel sind eigentlich in der Fastenzeit erlaubt?

Während des Fastens solltest du vor allem auf Wasser, ungesüßte Tees sowie zuckerfreie Getränke setzen.

Welche Lebensmittel sind in der Essenszeit erlaubt?

Grundsätzlich darfst du alle Lebensmittel verzehren. Es gibt keine Verbote! Dies ist einer der größten Vorteile des Intervallfastens. Dennoch: Willst du abnehmen und einem gesunden Lebensstil nachgehen, achte bitte darauf, dass du dich hauptsächlich von natürlichen und unverarbeiteten Lebensmitteln ernährst. Diese haben aufgrund des hohen Wassergehaltes ein großes Volumen und sättigen dich damit sehr schnell.

Kann ich die Schlafenszeit in die Fastenphase einrechnen?

Klare Antwort: JA! Auch die Zeit in der du schläfst ist ein Teil deiner Fastenphase. Insofern brauchst du kein schlechtes Gewissen haben, diese in deine Fastenzeit mit einzurechnen.

Muss ich unbedingt auf das Frühstück verzichten?

Nein! Du kannst das Intervallfasten flexibel in deinen Alltag einbauen und an deine individuellen Bedürfnisse anpassen. Fällt es dir z. B. schwer das Frühstück entfallen zu lassen, kannst du auch auf das Abendessen verzichten.

Abends Essen macht ja bekanntlich dick. Ist es daher nicht besser auf das Abendessen zu verzichten?

Es ist ein Mythos, dass es dich dick macht, wenn du nach 18 Uhr noch isst. Am Ende des Tages entscheidet einzig und allein deine Kalorienbilanz über deinen Gewichtsverlust. Beschleunigen kannst du den Fettabbau noch zusätzlich dadurch, dass du gezielte Ernährungsformen wählst, welche deinen Insulinspiegel niedrig halten.

Hier kann, wie bereits dargestellt, das Intervallfasten Abhilfe schaffen.

Wie gehe ich mit dem Hunger in der Anfangsphase um?

Gerade in der Anfangszeit kann dir der Hunger ordentlich zu schaffen machen. Daher empfehle ich dir wirklich sehr viel zu trinken (Wasser, Tee, Kaffee). Kaue ein Kaugummi, gehe raus und bewege dich etwas, um dich abzulenken und nicht an den Hunger zu denken.

Ist es zwingend notwendig jeden Tag zu fasten?

Grundsätzlich Nein! Du kannst das Intervallfasten flexibel (in Abhängigkeit der Methode, die du auswählst) in deine Woche einbauen. Merke dir allerdings: Der Mensch ist das Ergebnis seiner täglichen Gewohnheiten. Fasten wir also bspw. nur einmal die Woche, werden wir nicht in den Genuss der vielen Vorteile kommen. Die Grundformel sollte also lauten: **so häufig wie möglich!**

Muss ich mich exakt an die Zeitfenster halten?

Auch hier ein klares Nein! Wenn wir an dieser Stelle allerdings zu nachlässig sind, wird es uns auf Dauer wesentlich schwerer fallen, uns auf die jeweiligen Zeitfenster einzustellen. Aber was bringt dir das optimalste Zeitfenster, wenn du es nicht einhalten kannst. Finde für die Fastenphasen ein geeignetes Zeitfenster, welches du dauerhaft einhalten kannst.

Macht das Intervallfasten nur dann Sinn, wenn man abnehmen will?

Nein! Intervallfasten kann für jeden und zu jeder Zeit Sinn machen. Ob du abnehmen, Muskeln aufbauen oder auch nur deine allgemeine Gesundheit, dein Wohlbefinden und deine Leistungsfähigkeit verbessern willst.

Nicht ohne Grund gewinnt das Intervallfasten auch im Sport zunehmend an Bedeutung. Ob es für dich persönlich die richtige Ernährungsform ist, kannst nur du alleine entscheiden.

Gibt es eine Altersgruppe die besser auf das Intervallfasten verzichten sollte?

Nein! Egal in welchem Alter du bist, du kannst gern auf das Intervallfasten zurückgreifen. Man sollte jedoch berücksichtigen, dass vor allem für jüngere Menschen keine extrem kalorienreduzierten Diäten zu empfehlen sind. Gerade in dieser Phase des Lebens finden im menschlichen Körper viele Aufbauprozesse statt, welche Energie benötigen.

Gib es bestimmte Personengruppen, für die das Intervallfasten ungeeignet ist?

Grundsätzlich auch hier ein Nein! Da das Intervallfasten keine Lebensmittel verbietet, kannst du dich jederzeit weiterhin gesund und ausgewogen ernähren. Falls man an einer bestimmten Krankheit leidet ist es jedoch ratsam vor einer Ernährungsumstellung seinen Hausarzt zu konsultieren.

Nachdem ich dir in diesem Kapitel die wichtigsten Punkte zum Thema Intervallfasten vorgestellt habe, möchte ich dir im nachfolgenden Kapitel alles über deinen Stoffwechsel vorstellen, was du wissen musst, um optimale Ergebnisse zu erzielen.

Gibt es überhaupt unterschiedliche Stoffwechseltypen und ist es möglich seinen Stoffwechsel zu beschleunigen?

Die Antworten auf diese und weitere Fragen findest du im nächsten Kapitel.

Stoffwechsel beschleunigen – Mythos oder Wahrheit?

Unser Stoffwechsel umfasst sämtliche biochemischen Vorgänge in unserem Körper, welche den Auf- und Abbauprozessen dienen und daher Energie benötigen und im Ergebnis unseren Energieverbrauch erhöhen.

Diese körpereigenen Vorgänge und Prozesse erfüllen verschiedene Funktionen in unserem Körper. Sämtliche Lebensmittel, die wir zu uns führen, werden von unserem Körper verstoffwechselt.

Beim Stoffwechsel handelt es sich somit um den gesamten Prozess innerhalb unseres Körpers, bei dem die Nahrung in einzelne Nährstoffe zerlegt, aufgespalten und von unserem Organismus in Energie verwandelt wird, um diverse überlebenswichtige Funktionen unseres Körpers sicherzustellen.

Rein wissenschaftlich betrachtet beschreibt der Stoffwechsel die Gesamtheit aller biochemischen Prozesse des menschlichen Körpers. Sprechen wir jedoch im alltäglichen Sprachgebrauch vom Stoffwechsel, meinen wir in der Regel den gesamten Energieverbrauch eines Menschen während eines Tages.

Neben der Frage zu der Funktionsweise des Stoffwechsels, werde ich von meinen Kunden oft auch zu den einzelnen Stoffwechseltypen, häufig auch einfach als Körpertypen bezeichnet, und deren Bedeutung gefragt. Daher möchte ich in diesem Kapitel einmal näher auf die drei Stoffwechsel- bzw. Körpertypen eingehen.

Hinter den einzelnen Stoffwechseltypen steht der Grundgedanke, die Einzigartigkeit und Individualität des Menschen in einzelne Kategorien einzuordnen. Hierdurch wird einerseits versucht, gerade dieser Individualität des Menschen Rechnung zu tragen, und dennoch andererseits physiologische Typisierungen vorzunehmen, um auf dieser Grundlage Aussagen ableiten zu können.

Um die Beschaffenheit der Körpertypen ranken sich seit je her Mythen in unserer Gesellschaft. Genau diese Mythen werden wir uns in diesem Kapital einmal etwas näher anschauen und auf ihren Wahrheitsgehalt überprüfen. *Ektomorph, Mesomorph und Endomorph – Realität oder doch nur ein reiner Mythos?* Die folgende Abbildung zeigt die drei unterschiedlichen Körpertypen:

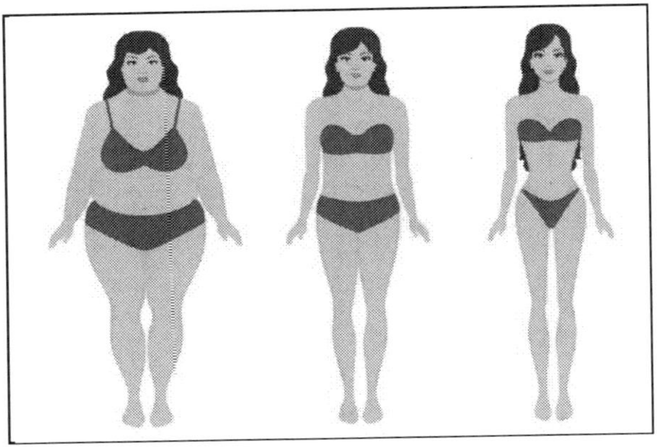

Häufig wird in der Literatur die oben genannte Dreiteilung der Körper- bzw. Stoffwechseltypen vorgenommen und damit argumentiert, dass die Körperbeschaffenheit in unseren Genen verankert und uns damit quasi in die Wiege gelegt sei.

Laut der weit verbreiteten Meinung habe der ektomorphe Körpertyp einen besonders hohen Grundumsatz, was dazu führt dass er sehr schlank sei und wenig Körperfett mit sich herumtrage. Hierbei handelt es sich um Menschen, die häufig nach Lust und Laune essen können, allerdings keinerlei Fettgewebe aufbauen.

Der **Endomorph** hingegen, ist der Körpertyp, dessen Grundumsatz sehr niedrig sei und sein Körper somit auch viel weniger Energie verbrenne. Dies führt natürlich dazu, dass dieser Körpertyp deutlich weniger essen darf, um schlank zu bleiben und kein Fett anzusetzen.

Der sogenannte **Mesomorph** hingegen ist der Körpertyp, welche die Eigenschaften beider Körpertypen vereint und damit eher zwischen den beiden zuvor genannten Körpertypen anzusiedeln ist. Bei diesen Menschen handle es sich oft um diejenigen, die zwar nicht wirklich übergewichtig sind, die allerdings sehr darauf acht geben müssen, was sie zu sich nehmen, um nicht schnell an Körperfett zuzunehmen.

Wie du vielleicht gemerkt hast, habe ich bei der Beschreibung der drei genannten Körpertypen sehr häufig den Konjunktiv verwendet. Ich weiß, es wurde uns genauso beigebracht, allerdings sage ich dir gleich, dass ich wirklich kein großer Anhänger der Unterteilung in diese drei Körper- bzw. Stoffwechseltypen bin.

„Aber lieber Chris, du willst doch jetzt nicht ein seit Jahrzehnten vorherrschendes Meinungsbild in Frage stellen oder? Da bist ja fast schon schlimmer als Galileo Galilei, der entdeckte, dass die Erde keine Scheibe, sondern eine Kugel ist."

Auch wenn das jetzt für dich unerwartet kommt, aber genau das tue ich (leider). Nach jahrelangen Recherchen sämtlicher Studien sowie Erfahrungen aus hunderten persönlichen Coachings bin ich für mich im Rahmen dieser Einteilung zu folgendem Ergebnis gekommen:

Meiner Meinung nach gibt es solche körperlichen Unterschiede zwischen uns Menschen gar nicht. Verstehe mich bitte nicht falsch. Natürlich ist jeder Mensch individuell und entsprechend sind auch seine körperlichen Voraussetzungen unterschiedlich.

Dennoch ist unsere körperliche Funktionsweise grundsätzlich identisch. Unser Körper funktioniert zwar gleich, allerdings sind unsere Handlungen unterschiedlich.

Jeder Mensch hat im Laufe der Jahre eigene Gewohnheiten, sowohl in Bezug auf die Ernährung, als auch im Rahmen der körperlichen Aktivität, entwickelt. Diese Gewohnheiten bestimmen letztlich, was für einen Typ von Körper wir haben.

So ist z. B. ein **Ektomorph** nicht jemand, dessen Körper auf Hochtouren läuft, sondern eher ein Mensch, der im Vergleich zu seinem körperlichen Energieverbrauch einfach einen sehr geringen Appetit hat und dadurch Tag für Tag maximal nur so viel Energie zu sich führt, wie sein Körper benötigt.

Demgegenüber haben übergewichtige Menschen, welche dem **endomorphen** Körpertypen zugeordnet werden, im Vergleich zu ihrem Energieverbrauch i. d. R. einen sehr hohen Appetit.

Wir dürfen niemals aus den Augen verlieren, dass wir bei der Analyse unserer körperlichen Verfassung stets beide Variablen gemeinsam betrachten müssen. Man kann nicht sagen, dass Person A einen hohen Verbrauch hat und deshalb schlank ist, oder dass bspw. Person B einen schlechten Stoffwechsel hat und diese Tatsache der primäre Grund für sein Übergewicht ist.

Wenn wir uns einen Menschen und seinen körperlichen Zustand einmal näher anschauen und die Ursache für sein Übergewicht herausfinden wollen, müssen wir uns immer das Zusammenspiel aus Energieverbrauch und Energiezufuhr (also unsere Kalorienbilanz) genauer anschauen. Das ist das, was ich tagtäglich mit meinen Kunden und Kundinnen tue.

Ich versuche auf jeden einzelnen von ihnen individuell einzugehen und seine täglichen Gewohnheiten zu analysieren und die wahren Ursachen für sein Übergewicht herauszufiltern. Insofern **Ja**, jeder Mensch ist individuell und hat seinen eigenen Körper und seine eigenen Lebensumstände.

Aber dennoch gibt es an dieser Stelle von mir auch ein ganz klares **Nein**! Ich wehre mich dagegen, Menschen von Natur aus, einfach nur unter Berücksichtigung ihrer körperlichen Form, einem bestimmten Körper- bzw. Stoffwechseltypen zuzuordnen.

„Aber Chris, ich kenne so viele Leute, die essen können, was sie wollen und dennoch rank und schlank sind! Diese müssen doch dem ektomorphen Körpertypen angehören, oder nicht?“

Bitte glaube mir, auch ich kenne solche Menschen nur all zu gut. Ich habe viele von diesen Menschen sogar unter meinen Kunden. Das sind Menschen, die zwar nicht abnehmen wollen und müssen, die sich allerdings dennoch gesünder ernähren und fitter durchs Leben gehen wollen und sich deswegen an mich wenden.

Von diesen Kunden, denen ich sehr dankbar dafür bin, dass sie mir ihr Vertrauen schenken, höre ich sehr häufig solche Aussagen, wie z. B. *„Ich kann den ganzen Tag essen, ohne an Gewicht zuzulegen."* Häufig sind das auch diejenigen, die es schwer haben, Muskulatur aufzubauen, die sogenannten **Hardgainer**.

Ich habe wie bereits erwähnt solche Menschen auch unter meinen Kunden und das auch schon seit vielen Jahren. Ich liebe sie, denn sie vertrauen mir ihre körperliche und mentale Gesundheit an!

Aber nach jahrelangen Beobachtungen kann ich heute sagen, dass all diese Menschen leider meist einer falschen Selbsteinschätzung unterliegen.

Ich habe über Jahre das Essverhalten meiner Kunden studiert. Hierbei habe ich all das, was sie tagtäglich essen, aber auch alle ihre Bewegungsmuster und -Gewohnheiten analysiert und festgehalten. Glaube mir, es war nicht eine einzige Person dabei, die bei der Einschätzung ihrer eigenen Kalorienzufuhr und bei der Einstufung ihres körperlichen Aktivitätsgrades richtig lag.

Menschen die schlank waren haben sich zu einem größeren Teil natürlich ernährt und unverarbeitete Produkte seltener verzehrt. Sie haben auch viel seltener zwischendurch zu Snacks gegriffen und vor allem ihr Aktivitätsniveau war i. d. R. deutlich höher, als der Grad an Aktivität meiner übergewichtigen Kunden.

Ich möchte allerdings noch ergänzen, dass es natürlich aufgrund von gesundheitlichen Einschränkungen zu Fehlfunktionen in unserem Körper kommen kann. Dies an dieser Stelle auszuführen, würde allerdings den Rahmen sprengen, so dass ich vielleicht in einem zukünftigen Ratgeber darauf eingehen werde.

Aber auch wenn ich grundsätzlich im Hinblick auf unseren Stoffwechsel keine Kategorisierung der Körpertypen vornehme, lässt sich natürlich nicht bestreiten, dass wir Menschen sehr unterschiedliche körperliche Formen aufweisen.

Wenn sich diese körperliche Statur bzw. der Körpertyp eines Menschen allerdings nicht auf den Stoffwechsel zurückführen lässt, worauf denn dann?

Unser Körpertyp und damit verbunden auch unsere körperliche Optik werden in erster Linie durch unseren Knochenbau bestimmt. So gibt es natürlich Menschen die eher eine schmalere Taille aber dafür breite Schultern haben, und damit eher einem athletischen Körpertypen entsprechen. Allerdings hat diese genetische Veranlagung nicht wirklich viel mit der häufig getroffenen Zuordnung zu den einzelnen Stoffwechseltypen zu tun.

Ich selbst studiere meine Kunden sehr intensiv und nutze ihre körperliche Statur bzw. ihre Optik, um zu bestimmen, wie sie in der Vergangenheit gelebt haben und nicht, welchem Stoffwechseltypen sie angehören.

Nur wenn ich auf diese Weise die Ursache für ihre Probleme erkenne, kann ich auch individuell auf sie zugeschnittene Ernährungs- und Trainingspläne erstellen. Aber dafür muss ich in individuellen Gesprächen feststellen, was genau ihre täglichen Gewohnheiten der letzten Jahre waren.

Mich interessieren hierbei Fragestellungen wie z. B.:

Wie viel und vor allem welche Lebensmittel hast du Tag für Tag in den letzten Jahren zu dir genommen?

Welche Diäten hast du bisher in deinem Leben bereits durchgeführt?

Wie viel Wissen hast du über Lebensmittel, Diäten und Ernährung?

Wie sah dein täglicher Aktivitätslevel aus und hast du aktiv Sport getrieben?

Was genau sind deine Ziele?

All das sind Fragen, dir mir dabei helfen, meine Kunden besser kennen zu lernen und einen optimal auf sie zugeschnittenen Ernährungs- und Trainingsplan zu erstellen.

Um vielleicht das Ganze noch einmal kurz zusammenzufassen: Die Zuordnung zu einzelnen Körper- bzw. Stoffwechseltypen halte ich für einen Mythos. Ob ein Mensch Übergewicht hat oder nicht, lässt sich immer nur aus dem Zusammenspiel aus Energiezufuhr und -verbrauch bestimmen.

Wer ständig zu viel isst, und sich kaum bewegt, wird sich auch ständig in einem Kalorienüberschuss befinden und dadurch an Körperfett zunehmen.

Aber was heißt das nun für unsere weitere Vorgehensweise? Auch wenn ich diese Zuordnung in die drei Stoffwechseltypen für einen Mythos halte, hat natürlich jeder Mensch eine bestimmte Ernährungsweise und einen eigenen Stoffwechsel und damit verbunden einen individuellen Energieverbrauch, den wir gezielt steuern können, um schnell und dauerhaft abzunehmen.

Wie wir hierbei konkret vorgehen und welche Strategien wir dabei nutzen können, erläutere ich dir in den folgenden Abschnitten. Also bleib dran ☺

Langsamer vs. schneller Stoffwechsel – Die Wahrheit

Nachdem wir nun im vorherigen Abschnitt die Wahrheit über die drei Stoffwechseltypen gelesen haben, möchte ich in diesem Kapitel darauf eingehen, ob es so etwas wie einen **langsamen** oder **schnellen Stoffwechsel** tatsächlich gibt, oder ob es sich auch bei diesen Begrifflichkeiten um reine Mythen handelt.

Ich hatte dir auch bereits vorgestellt, dass ich das Ganze stets als ein Zusammenspiel aus Energieverbrauch und Energiezufuhr betrachte. Genau diesen Zusammenhang möchte ich auch in diesem Kapitel, in dem es um das Aktivitätsniveau unseres Stoffwechsels geht, heranziehen und weiter vertiefen.

Häufig hören wir von unseren Mitmenschen Aussagen, wie z. B. *„ich kann so viel essen wie ich will, und nehme nicht zu“* oder *„ich werde schon dick bei dem Anblick von Kuchen“* ☺

Im allgemeinen Sprachgebrauch setzen wir meist den Stoffwechsel mit unserem Kalorienverbrauch gleich. Sprechen wir in diesem Zusammenhang von einem **guten Stoffwechsel**, meinen wir damit in der Regel, dass unser Körper viele Kalorien verbrennt.

Mit einem **schlechten Stoffwechsel** hingegen, wird ein geringer Kalorienverbrauch bezeichnet. Ein geringer Kalorienverbrauch führt dazu, dass wir weniger essen können und es dadurch auch schwerer haben Fett zu verbrennen und abzunehmen.

Unser Kalorienverbrauch wiederum setzt

sich aus zwei unterschiedlichen Parametern zusammen. Zum einen besteht der Kalorienverbrauch aus dem Grundumsatz und zum anderen aus dem sogenannten Leistungsumsatz. Die folgende Gleichung stellt diesen Zusammenhang dar:

Kalorienverbrauch = Grundumsatz + Leistungsumsatz

Der **Grundumsatz** beschreibt dabei, wie viel Energie unser Körper benötigt, um die Grundfunktionen aufrechtzuerhalten und unser Überleben zu sichern. Der Grundumsatz berücksichtigt also nicht die Energiemenge, die wir durch körperliche Aktivitäten verbrauchen.

Demgegenüber steht unser **Leistungsumsatz**. Dieser stellt die Energiemenge dar, die über den Grundumsatz hinausgeht. Sie umfasst also die Energie, die unser Körper benötigt, um unsere alltäglichen Aktivitäten auszuführen.

Neben der körperlichen Aktivität ist ein weiterer Bestandteil des Leistungsumsatzes der sogenannte *Thermic Effect of Food (TEF)*. Hierbei handelt es sich um die Energiemenge, die der Körper benötigt um die Nahrung zu verdauen und so umzuwandeln, dass er die Nährstoffe optimal verarbeiten und aufnehmen kann. Wissenschaftliche Studien haben gezeigt, dass der TEF ca. 10% unseres gesamten Energieverbrauchs ausmacht.

An dieser Stelle vielleicht noch ein kleiner Hinweis: häufig wird behauptet, dass man mit einzelnen Lebensmitteln oder Gewürzen, wie z. B. Chilipulver, diesen TEF erhöhen könnte. Auch hierbei handelt es sich leider um eine reine Verkaufsmasche der Nahrungsergänzungsmittelindustrie, welche solche Lebensmittel oder Gewürze z. B. in konzentrierter Form in einzelnen Produkten verwendet, und versucht diese zu verkaufen.

Der **Grundumsatz** umfasst wie oben dargestellt den Energiebedarf, den der Körper benötigt, um die Grundfunktionen, wie z. B. die Körpertemperatur, zu regulieren. Der Grundumsatz wird auf der Basis der wesentlichen Merkmale einer Person, z. B. Geschlecht, Alter oder Gewicht, ermittelt. Studien haben gezeigt, dass dieser Grundumsatz bei vergleichbaren individuellen Merkmalen nur um maximal 8% vom Durchschnitt abweichen kann.

Falls du dir jetzt aber denkst: „*Vielleicht läuft aber mein Grundumsatz doch viel langsamer als bei anderen*", kann ich dir deine Bedenken ruhigen Gewissens nehmen. Unser Körper ist evolutionsbedingt auf maximale Effizienz eingestellt.

Da wir früher in nur sehr unregelmäßig zeitlichen Abständen Nahrung zu uns nehmen konnten, musste er lernen, die vorhandene Energie sehr effizient und sparsam zu nutzen, um auch in längere Hungerphasen die grundlegenden Körperfunktionen aufrechterhalten zu können.

Ich möchte an dieser Stelle noch ergänzen, dass die Aussagen zum Grundumsatz natürlich nur für gesunde Menschen gelten. Der Energiebedarf bei Menschen mit bspw. Schilddrüsenproblemen (Über- oder Unterfunktion) kann hiervon abweichen.

Lass uns bitte jetzt noch einmal auf die oben genannte Gleichung **(Kalorienverbrauch = Grundumsatz + Leistungsum-**

satz) zurückkommen. Wir haben festgestellt, dass der Grundumsatz einer Person nur um maximal 8% variieren kann. Des Weiteren habe ich dargestellt, dass die erste Komponente des Leistungsumsatzes (der sogenannte *Thermic Effect of Food*) nur bis zu 10% des gesamten Kalorienbedarfs ausmachen kann.

Warum haben aber dennoch Menschen mit teilweise fast identischen Rahmenbedingungen (Geschlecht, Alter, Gewicht, Körpergröße, etc.) teilweise einen erheblich voneinander abweichenden Energiebedarf?

Zwar unterscheidet sich das Niveau der körperlichen Aktivität von Mensch zu Mensch stark, so dass es eigentlich unmöglich ist, auf der Grundlage des Leistungsumsatzes zu beurteilen, ob man einen schnellen oder langsamen Stoffwechsel hat.

Da allerdings der Grundumsatz und der TEF als Vergleichsgrundlage wegfallen, muss die Lösung demzufolge dennoch in der zweiten Komponente des Leistungsumsatzes, dem individuellen **Aktivitätsniveau**, liegen. Und genau das ist laut Studien tatsächlich auch der Fall!

Studien haben gezeigt, dass die alltäglichen und von uns nicht wahrgenommenen Aktivitäten, wie z. B. gehen, stehen oder liegen, einen gewaltigen Einfluss auf unseren individuellen Energiebedarf haben.

Auch wenn du das jetzt vielleicht nicht für möglich hältst, auch das Niveau von Mimik, Gestik und das Ausmaß unseres individuellen Zappelns (schnelle und ruckartige Bewegungen z. B. der Hände) können einen großen Unterschied für unser Aktivitätsniveau machen und demzufolge mehrere Hundert Kalorien am Tag verbrauchen.

Das heißt im Klartext, dass selbst wenn wir zwei unterschiedliche Personen betrachten, die der gleichen beruflichen Tätigkeit nachgehen und beide im gleichen Umfang sportlich aktiv (oder inaktiv) sind, es durch diese nicht wahrgenommenen körperlichen Aktivitäten zu erheblichen Unterschieden im täglichen Energiebedarf kommen kann.

Unser Kalorienbedarf kann also hierdurch erheblich variieren, ohne dass wir uns dessen überhaupt bewusst sind.

Aber Chris was bedeutet dieses theoretische Bla Bla denn nun für die Praxis? **Ganz einfach:**

Im Grunde existiert so etwas wie ein

langsamer oder schneller Stoffwechsel gar nicht!

Es gibt auch keine Gewürze oder speziellen Lebensmittel, oder gar einzelne sportliche Übungen die deinen Stoffwechsel anregen.

Willst du allerdings tatsächlich deinen Stoffwechsel beschleunigen, versuche bewusst deine unbewussten Bewegungen (und ja, das klingt zunächst etwas paradox) zu erhöhen und somit dein körperliches Aktivitätsniveau gezielt zu steigern. Es ist also von unfassbar großer Bedeutung, dass du deine alltäglichen Routinen und Gewohnheiten aktiver gestaltest.

Baue daher einfach gezielt körperliche Aktivitäten in deinen Alltag ein. Hierfür kannst du bspw. öfter Treppen gehen, dein Auto etwas weiter wegparken oder vielleicht am Abend nochmals einen 15 minütigen Spaziergang machen.

All das bringt dir mehr als jedes Chilipulver um deinen Energieverbrauch zu erhöhen. Das verspreche ich dir! Auf die Dinge, die du selbst aktiv gestalten kannst, um deinen körperlichen Energieverbrauch zu erhöhen, werde ich im nachfolgendenAbschnitt„*Weitere Methoden um den Stoffwechsel zu beschleunigen*“ eingehen.

Lieber Leser, auch auf die Gefahr hin, dass ich dir an dieser Stelle erneut deine Illusion geraubt habe. Aber ich konnte nicht anders und musste dir die Wahrheit sagen. Die Wahrheit darüber, dass es so etwas wie einen langsamen Stoffwechsel bei gesunden Menschen eigentlich gar nicht gibt.

Warum sich solche Mythen speziell in den

Bereichen Ernährung, Gesundheit & Abnehmen dennoch so lange halten können, hat einen ganz einfachen Grund. Es handelt sich um Themen, bei denen fast jeder Mensch im Laufe seines Lebens irgendwann einmal ein Problem bzw. einen Schmerz empfindet. Meist ist dieser Schmerz so groß, dass der Mensch häufig sogar bereit ist, viel Geld für die Lösung des Problems auszugeben.

Dies ist natürlich ein *„gefundenes Fressen“* für die Industrie, welche versucht, diesen Umstand zu nutzen, um ihre Profite zu maximieren.

Allerdings bedeutet die Tatsache, dass es so etwas wie einen **langsamen Stoffwechsel** nicht gibt und man diesen Begriff also eigentlich rein wissenschaftlich betrachtet nicht als Ausrede für Übergewicht heranziehen kann, nicht gleichzeitig, dass nicht jeder von uns seine Stoffwechselaktivitäten erhöhen und dadurch schnell und effektiv Fett verbrennen kann.

In dem folgenden Abschnitt werde ich dir daher einige Möglichkeiten aufzeigen, mit deren Hilfe du es schaffst, deinen Stoffwechsel zu beschleunigen bzw. während einer Diät zumindest eine Verlangsamung deines Stoffwechsels verhindern kannst.

Weitere Methoden, um den Stoffwechsel zu beschleunigen

Nachdem wir nun das Intervallfasten kennengelernt haben, um schnell gute Resultate beim Abnehmen zu erhalten, möchte ich dir nun in diesem Kapitel weitere Möglichkeiten vorstellen, mit deren Hilfe du deinen Stoffwechsel anregen und schnell abnehmen kannst.

Wichtig ist mir an dieser Stelle der nochmalige Verweis auf die **Bedeutung unserer Kalorienbilanz**. Denn: Egal wie groß deine Bemühungen sind abzunehmen, wenn du dich nicht in einem Kaloriendefizit befindest, wirst du genau das nicht erreichen können. Du wirst kein Gewicht verlieren und auch kein Fett verbrennen! Darauf hast du mein Wort!

Ich möchte dir das Ganze an einem kleinen Beispiel verdeutlichen: Wir nehmen einmal an, dass dein Erhaltungsumsatz bei ca. 2.000 kcal liegt. Das bedeutet, dass dein Körper täglich 2.000 kcal benötigt, um sein Gleichgewicht und seine Balance zu erhalten.

Nehmen wir desweiteren an, dass du am Tag ca. 2.000 kcal zu dir führst, so dass sich dein Körpergewicht zunächst, bis auf normale Schwankungen, nicht verändern wird.

Um nun Fett abzubauen, hast du die Möglichkeit an zwei Stellschrauben zu drehen. Du kannst entweder deinen Verbrauch erhöhen, oder auf der anderen Seite deine Energiezufuhr reduzieren.

Wenn du nun also bspw. jeden Tag 30 Minuten joggen gehst, und dadurch deinen Energiebedarf auf 2.200kcal erhöhst, erreichst du ein tägliches Kaloriendefizit von 200 kcal. Dies führt bereits nach kurzer Zeit dazu, dass dein Körper beginnt, sich diese fehlende Energie aus unseren Fettreserven zu entnehmen.

Soweit die Theorie. Wie du weißt, sind mir Theorie und Wissenschaft sehr wichtig. Aber mindestens genauso wichtig ist mir auch das menschliche Verhalten in der Praxis. Und nicht selten gehen diese beiden Bereiche doch mehr oder weniger auseinander.

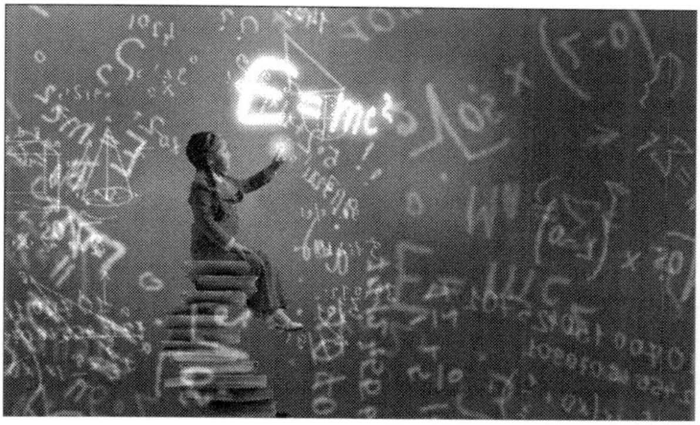

In der Praxis kenne ich nicht wenige Menschen, die nun aufgrund der höheren Aktivität nun auch beginnen ihre Essgewohnheiten umzustellen und deutlich mehr Energie durch zusätzliche Kalorien zuzuführen.

Das heißt, dass wenn wir nun mit dem gesteigerten Energieumsatz auch beginnen unsere Energiezufuhr zu erhöhen, werden wir im Ergebnis wieder kein Fett abbauen können.

Worauf ich mit diesem Beispiel hinaus möchte ist, dass beim Abnehmen, wie bereits mehrfach betont, immer das Zusammenspiel dieser beiden Faktoren (Energiezufuhr und Energieverbrauch deines Körpers) zu berücksichtigen sind.

Bitte entschuldige, dass ich mich in Bezug auf diesen Punkt wiederhole, allerdings ist dieser Zusammenhang einfach so wichtig, dass er es auch wert ist, wiederholt zu werden.

Wenn du nun deinen Stoffwechsel beschleunigst und dadurch deinen Umsatz erhöhst, hast du nur einen Hebel in Gang gesetzt. Um schnellstmögliche Ergebnisse zu erhalten, solltest du noch zusätzlich den zweiten Hebel, deine Energiezufuhr (also die Ernährung), betätigen.

Du kannst natürlich auch abnehmen, wenn du entweder nur deinen Stoffwechsel beschleunigst, oder nur deine Ernährung umstellst, aber wenn du schnelle Resultate möchtest, solltest du unbedingt an beiden Hebeln ansetzen!

Kommen wir aber nun zu den konkreten Punkten, die ich selbst genutzt habe und die ich jeden Tag meinen Kunden und Kundinnen empfehle, um optimal ihren Stoffwechsel zu beschleunigen und schnellstmögliche Resultate zu erzielen. Viele meiner Kunden haben damit in kurzer Zeit sehr viel an Körperfett verloren und fühlen sich heute gesünder und fitter als je zuvor in ihrem Leben.

Um das Ganze nochmal kurz zusammenzufassen:

Abnehmen ist immer das Ergebnis eines Kaloriendefizits!

Um ein solches Kaloriendefizit zu erreichen, können wir an zwei Stellschrauben drehen. Auf der einen Seite müssen wir die Energiezufuhr reduzieren und auf der anderen Seite den Energieverbrauch erhöhen bzw. unseren Stoffwechsel beschleunigen.

Ich habe nun in den vergangenen Jahren zahlreiche Strategien entwickelt, mit deren Hilfe es viele meiner Kunden geschafft haben, schnell abzunehmen und dauerhaft ihr Wunschgewicht zu halten.

Diese Strategien, die ich dir im Folgenden vorstellen möchte, nenne ich auch meine **goldenen Regeln** beim Abnehmen:

Stoffwechsel beschleunigen mit Intervallfasten

Wie wir bereits in einem eigenen Kapitel gesehen haben, ist das Intervallfasten eine hervorragende Möglichkeit, um schnell und gesund abzunehmen. Wir können durch das Intervallfaste unseren Stoffwechsel auf Hochtouren bringen, ohne ständig hungern zu müssen. Um weitere Wiederholungen zu diesem Thema zu vermeiden, wenden wir uns am besten direkt meiner zweiten goldenen Regel zu.

Setze dir ganz klare Ziele!

Dieser Ratschlag kommt zwar mehr aus der Persönlichkeitsentwicklung als aus der Ernährungslehre, aber er kann in allen Lebensbereichen sehr hilfreich sein. Ich habe in den letzten Jahren alles erreicht, was ich mir vorgenommen hatte, weil ich mir ganz klare Ziele gesetzt habe, die ich niemals aus den Augen verloren habe. Das heißt, aber auch, dass du dein Wunschgewicht klar definieren musst.

Der einfache Wunsch in *nächster Zeit etwas an Gewicht zu verlieren*, führt nicht selten zum Misserfolg. Aber ein ganz klares Ziel innerhalb eines bestimmten Zeitraums führt zu einer festen Entschlossenheit, bei der es dir schon schwerer fallen wird, rückfällig zu werden. Formuliere also deine Ziele ganz konkret. Z. B. in dem du sagst: *„Ich werde in 4 Wochen 5Kg Fett verlieren"*.

Schreibe dir dieses Ziel auf und schaue es dir jeden morgen und jeden Abend einmal an und denke darüber nach. Nur so wirst du es verinnerlichen und dich zu 100% dazu verpflichten. So habe ich es geschafft und so schaffen es auch viele meiner Kunden ihre Ziele zu erreichen. Und genauso kannst auch du es schaffen!

Nur essen, wenn du Hunger verspürst!

Unser Leben besteht aus zahlreichen Gewohnheiten. Entweder diese Gewohnheiten sind positiv und bringen uns unseren Zielen näher oder sie sind eher negativ und entfernen uns weiter von unseren Zielen. Auch das Essen ist für die meisten Menschen eine reine Routine geworden. Sie essen, wenn die Zeit gekommen ist zu essen und nicht wenn sie Hunger verspüren.

Unser Körper hat allerdings keine festgelegten Zeiten, zu denen er Essen benötigt, sondern wir legen selbst fest, wann wir unserem Körper Nahrung zuführen. Ändere das doch einfach mal und bring deinen Körper aus dem Gleichgewicht, in dem du ihm nicht ständig zu den gleichen Zeiten

Nahrung zuführst.

Bitte verzichte auf nichts!

Ob Low Carb, ketogen oder der vollkommene Nahrungsverzicht. Bitte führe keine all zu exzessiven Diäten durch. Wir misshandeln damit unseren Körper und unsere Seele regelrecht. Wir entziehen dadurch unserem Körper wichtige Nährstoffe, die er zum funktionieren braucht. Auch unsere Seele wird leiden, da wir auf schöne Genussmomente vollständig verzichten. Beides ist für langfristige Ziele leider vollkommen kontraproduktiv.

Natürlich können dir auch die Low Carb- und die Ketogene Ernährung beim Gewichtsverlust helfen, aber langfristig Kohlenhydrate fast vollständig aus seinem Ernährungsplan zu streichen, halte ich für eine schlechte Idee! Wir müssten hierdurch auf sehr viele Lebensmittel verzichten, welche Mutter Natur uns geschenkt hat.

Sei nicht zu streng zu dir selbst!

Dieser Punkt schließt direkt an dem vorherigen Punkt an. Du musst hin und wieder auch Ausnahmen zulassen und dich für deine Ergebnisse belohnen. Tust du das nicht und gehst an dieser Stelle zu restriktiv vor, wird dein Körper sich mit dem berühmten **JOJO-Effekt** bei dir rächen.

Ich habe das selbst hunderte Male am eigenen Leib verspürt und sehe dies auch immer wieder bei meinen Kunden. Der JOJO-Effekt ist ein Teufelskreis, aus dem du nur entkommen kannst, wenn du eine weniger restriktive (einschränkende) Ernährungsumstellung durchführst. Warum es zusätzlich noch eine gute Idee ist, hin und wieder mal eine Diät-Pause einzulegen, werde ich dir noch etwas später vorstellen.

Schärfe dein Bewusstsein!

Die meisten von uns essen nach festgelegten Routinen. Ihnen ist weder richtig bewusst, wann und was sie zu sich nehmen. Sie essen, weil die Zeit fürs Essen gekommen ist. Es soll sogar Menschen geben, die ihre Mahlzeiten mal nebenbei unterwegs oder vor dem Fernseher zu sich nehmen. Auch ich habe das durchaus früher regelmäßig so getan.

Konzentriere und fokussiere dich im Leben immer auf das was du tust. Wenn du gerade beim Essen bist, lege deinen Fokus bitte auch aufs Essen und nehme das Essen bewusst zu dir.

Lasse dir dabei Zeit und genieße das Essen. Da unser Sättigungsgefühl laut Studien erst nach ca. 20 Minuten einsetzt, wirst du infolgedessen auch deutlich weniger Nahrung zu dir nehmen, als wenn du einfach mal nebenbei etwas isst.

Ernähre dich abwechslungsreich!

Unser Körper braucht verschiedene Mikro- und Makronährstoffe. Ernährst du dich zu einseitig, wirst du deinem Körper wichtige Nährstoffe entziehen, die er benötigt, um optimal zu funktionieren. Ich habe mir in diesem Zusammenhang einen Spruch fest eingeprägt, den ich auch immer wieder meinen Kunden mit auf den Weg gebe:

„Statt viel von wenig, esse lieber wenig von viel!"

So kannst du sichergehen, dass du deinen

Körper mit allen nötigen Nährstoffen versorgst.

Ernähre dich „clean“ und mikronährstoffreich!

„*Cleaneating*“ als neuer Modebegriff in aller Munde. Doch auch wenn es nur wie ein dahergelaufener neuer Trend wirkt, kann ich dieser Ernährungsform doch sehr viel abgewinnen.

Das Ziel ist es nach Möglichkeit natürliche und unverarbeitete Lebensmittel zu sich zu nehmen. All das was uns Mutter Natur geschenkt hat, und was daher keinen industriellen Ursprung hat, kann nur gut für uns sein.

Natürliche Lebensmittel, welche nicht von Maschinen produziert sind, und damit auch keine künstlichen Zusatzstoffe enthalten, sollten den Hauptbestandteil deiner täglichen Ernährung ausmachen.

Diese haben meist einen hohen Wasseranteil und sättigen daher gut und enthalten zusätzlich zahlreiche wichtige Mikronährstoffe (wie z. B. Vitamine). Natürlich solltest du auf individuelle Unverträglichkeiten etc. achten und nicht einfach alle natürlichen Lebensmittel verzehren.

Trinke viel!

Ein verbreitetes Problem, welches sich allerdings während einer kalorienreduzierten Ernährung noch vergrößern kann, ist eine zu geringe Flüssigkeitszufuhr.

Wie bereits im vorherigen Punkt angesprochen, enthalten vor allem gesunde Lebensmittel, wie z. B. Obst und Gemüse, von Natur aus viel Flüssigkeit. Wenn wir nun im Rahmen einer Ernährungsumstellung weniger Lebensmittel zu uns nehmen, reduzieren wir somit auch unsere Flüssigkeitszufuhr.

Daher ist es besonders wichtig, dass wir während einer kalorienreduzierten Diät auch mehr trinken, um dieses Flüssigkeitsdefizit auszugleichen.

Eine ausreichende Flüssigkeitszufuhr hat zahlreiche Vorteile, die ich dir an dieser Stelle kurz aufzählen möchte:

Geringeres Risiko, dass sich im Körper Nierensteine bilden.

Schnelleres Einsetzen des Sättigungsgefühls und dadurch Vermeidung von Heißhunger-Attacken.

Steigerung der geistigen und körperlichen

Leistungsfähigkeit.

Senkung des Risikos von Bluthochdruck.

Du siehst also, dass es nicht nur für unsere Sättigung gut ist, unserem Körper viel Flüssigkeit zuzuführen, sondern auch langfristig unsere Gesundheit fördern kann. Auf dieses Thema werde ich zu einem späteren Zeitpunkt noch ausführlicher eingehen und dir dabei auch konkrete Empfehlungen geben.

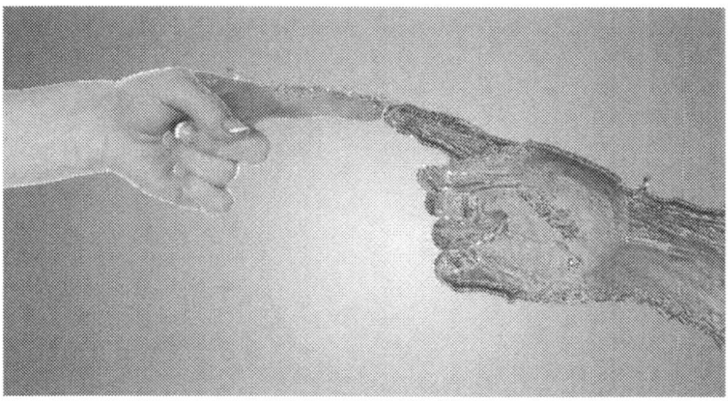

Nutze Aktivität als Booster für deinen Stoffwechsel!

Bei den zuvor genannten Regeln, haben wir uns mehr auf die Ernährung und damit auf die Seite der Energiezufuhr im Rahmen unserer Kalorienbilanz konzentriert. Auf der anderen Seite haben wir aber auch die Möglichkeit unseren Stoffwechsel zu beschleunigen und damit unseren Kalorienverbrauch zu erhöhen.

Ich hoffe, du hast nicht vergessen, dass das Ziel all unserer Bemühungen eine negative Kalorienbilanz sein muss. Um nun unseren Stoffwechsel und damit verbunden auch unseren Kalorienverbrauch zu erhöhen, brauchen wir ein höheres Aktivitätslevel. Wir müssen uns einfach mehr bewegen.

Dies können wir entweder durch gezielte sportliche Aktivitäten erreichen, oder durch die Entwicklung von aktiveren Routinen erzielen. Ich schlage meinen Kunden für schnelle und optimale Ergebnisse immer eine Kombination aus beidem vor.

Auf der einen Seite ist es wichtig, Sport in seinen Alltag zu einzubauen. Vor allem Menschen, die bei der Arbeit überwiegend einer sitzenden Tätigkeit nachgehen, brauchen einen Ausgleich durch regelmäßige sportliche Aktivität.

Bereits zwei bis drei 30-minütige Sporteinheiten pro Woche, reichen in den meisten Fällen aus, um in den Genuss viele gesundheitlicher Vorteile zu kommen. Wir bringen dadurch unseren Körper aus seinem Gleichgewicht und zwingen ihn, Anpassungen vorzunehmen und sein Leistungsniveau zu erhöhen.

Hier nur ein paar Vorteile, die eine regelmäßige sportliche Belastung mit sich bringen kann:

Reduzierung von Stress

Stärkung von Knochen und Gelenken

Verbesserte Gehirnleistung

Ausschüttung von Glückshormonen

Reduzierung von Hunger

Reduzierung des Risikos von Herz-Kreislauf-Erkrankungen

Durch eine regelmäßige sportliche Belastung beschleunigen wir nicht nur unseren Stoffwechsel und können dadurch viel schneller abnehmen, sondern wir fühlen uns einfach rundum wohler und gesünder.

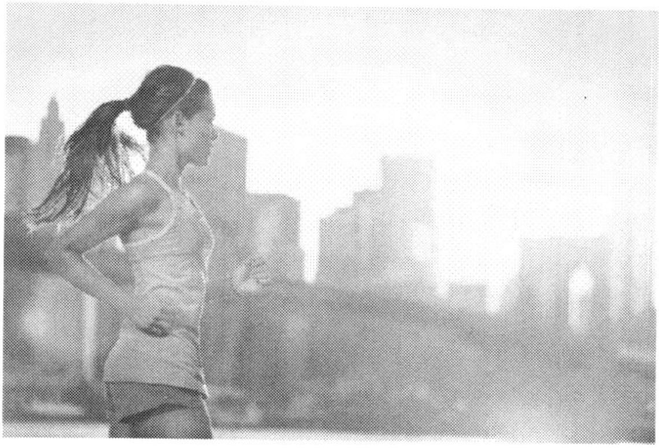

Falls dich all diese Argumente dennoch nicht davon überzeugen, regelmäßig Sport zu treiben, gibt es natürlich noch einen Plan B ☺ Versuche einfach mehr Aktivität in deinen Alltag einzubauen.

Zu Beginn wird es uns zwar schwerfallen, die ein oder andere Treppe zu nehmen, aber glaube mir, bereits nach ein paar Wochen wird diese Aktivität zu einer Routine und dir nicht mehr schwerfallen.

Ich selbst parke mein Auto sogar jeden

Tag extra weit weg, um zusätzliche Bewegung zu haben. All das sind kleine Hacks bzw. Tricks, die wirklich leicht umzusetzen sind, die allerdings leider die wenigsten von uns nutzen.

Lieber Leser, es liegt wirklich einzig und allein an dir, und an den Entscheidungen die du für dich selbst triffst. Ich bspw. habe für mich selbst entscheiden, viele Dinge, welche die Mehrheit von uns Menschen tut, zu hinterfragen.

Tue ich das, was ich gerade tue, weil es gut für mich und meinen Körper ist, oder nur deshalb, weil auch alle anderen Menschen um mich herum das Gleiche tun.

So leid es mir tut, aber viele Menschen bewegen sich viel zu wenig, ernähren sich einfach tagtäglich ungesund und haben deshalb auch häufig Übergewicht. Nun liegt die Entscheidung an dir, ob auch du zu diesen Menschen gehören willst, oder ob du dein Leben endlich selbst in die Hand nehmen und in die von dir gewünschte Richtung lenken willst.

Falls dies der Fall ist, triff bitte genau jetzt die Entscheidung, und tue alles, was dafür notwendig ist, um deine Ziele zu erreichen. Und ja, dazu gehört leider auch, dass du dich mehr bewegen solltest. Ob dies durch aktive sportliche Belastungen oder durch ein höheres Aktivitätslevel in deinem Alltag geschieht, entscheidest du!

Sei geduldig!

Kommen wir nun zu meiner letzten goldenen Regel: Sei geduldig! Ich kenne diese Regel selbst nur all zu gut. Wir alle wollen Ergebnisse sehen und zwar lieber heute als morgen. Unser Verstand scheint von

Natur aus darauf getrimmt zu sein, alles sofort haben zu wollen.

Unser Kopf wird von Natur aus immer kurzfristige Ergebnisse langfristigen vorziehen. Wenn ich die Leute bspw. frage, ob sie gern morgen 20 Kg weniger auf den Rippen haben wollen würden, aber ich ihnen dafür nicht garantieren könnte, dass sie dieses Gewicht auch dauerhaft halten könnten, würden die meisten Menschen sofort JA! schreien.

Wenn ich die gleichen Menschen hingegen fragen würde, ob sie nicht lieber in einem Jahr 20 Kg weniger Fett abnehmen möchten, ich ihnen dafür aber garantieren könnte, dass sie dieses Gewicht auch halten würden, was glaubst du wie viele dann noch JA! schreien würden.

Glaube mir, ich habe die Menschen befragt, und es sind die wenigsten. Die kurzfristige Bedürfnisbefriedigung ist einfach in uns Menschen einprogrammiert und lässt sich auch nicht so einfach aus unserem „*Code*“ löschen. Es ist ein langwieriger Prozess, in dem wir an uns arbeiten und versuchen müssen, auf kurzfristige Bedürfnisbefriedigung zu Gunsten langfristiger Ziele zu verzichten.

Neben der Ernährungs- und Fitnesslehre ist diese Form der Persönlichkeitsentwicklung eine weitere Leidenschaft von mir. Eine wichtige Fragestellung, die ich mir in den letzten Jahren gestellt habe war:

„Was für eine Person muss ich werden, um all meine Ziele zu erreichen und mein Leben nach meinen eigenen Wünschen und Vorstellungen zu gestalten?“

Das ist ein jahrelanger Prozess und erfordert viel Arbeit und Ausdauer. Und es erfordert vor allem kurzfristige Bedürfnisse hinten anzustellen, um langfristige Ziele zu erreichen. Da wir uns in diesem Ratgeber allerdings eher in der Ernährungslehre befinden, würde eine weitere Ausführung der **Persönlichkeitsentwicklung** an dieser Stelle leider den Rahmen sprengen ☺

Um aber vielleicht das Ganze noch einmal kurz zusammen zu fassen: Wie du siehst, hat das Thema Stoffwechsel beschleunigen mit dem Ziel schnell und dauerhaft abzunehmen zahlreiche verschiedene Facetten.

Aber alle Ansätze, um Fett abzubauen, haben einen gemeinsamen Nenner: eine negative Kalorienbilanz. Um diese negative Kalorienbilanz (bzw. ein Kaloriendefizit) zu erreichen, können wir entweder die Energiezufuhr, also unsere Ernährung, anpassen, oder wir beschleunigen unseren Stoffwechsel und damit unseren Kalorienverbrauch durch ein höheres Aktivitätslevel. Idealerweise betätigen wir beide Hebel, um den Turbo beim Abnehmen einzulegen.

Das ist im Grunde die ganze Wahrheit über das Abnehmen und unseren Stoffwechsel, um den sich bis heute zahlreiche Mythen ranken, von denen die meisten um ehrlich zu sein *„erstunken und erlogen“* sind.

Entschuldige bitte meine Wortwahl! Ich nehme mir an dieser Stelle auch mal die Freiheit etwas weniger diplomatisch zu sein.

Am Ende des Tages geht es allein um dich und darum, dass du wichtige von unwichtigen sowie richtige von falschen Informationen unterscheidest und die für dich optimalen Entscheidungen triffst.

Zuckerfrei leben & Zuckersucht beenden

Wenden wir uns nun in diesem Kapitel einem weiteren sehr wichtigen Thema zu: **Zuckerfrei leben & Zuckersucht beenden.**

Diesem Thema kommt in unserer heutigen Zeit vor allem in der westlichen Welt eine immer größere Bedeutung zu. Wir leben in einer Welt, in der die meisten von uns keine Mangel mehr kennen, sondern ganz im Gegenteil, ein Überfluss an Lebensmitteln und Konsumgütern vorhanden ist.

Wir leben in einer Gesellschaft, in der wir in den Regalen im Supermarkt immer häufiger industriell hergestellten Lebensmitteln gegenüberstehen. Lebensmitteln, welche jede Menge künstliche Zusätze und Geschmacksverstärker enthalten und entsprechend auch sehr viel Energie, in Form von Kalorien, mit sich bringen.

Ich kenne es leider selbst nur all zu gut. Ich liebe Süßigkeiten und nasche sehr gern, so dass es mir selbst schwer fällt auf diese zuckerhaltigen Köstlichkeiten zu verzichten.

Kennst Du das zufällig auch? Eine Tafel Schokolade steht vor dir und du überlegst, ob du zugreifen oder deiner Gesundheit und deinem Körper zuliebe doch lieber darauf verzichten solltest?! *„Ach komm, ein Stück wird schon nicht so schlimm sein"* denkst du dir und greifst zu. Und eh du dich versiehst, ist die ganze Tafel Schokolade verzehrt.

Mir ging es leider noch vor wenigen Jahren genauso und auch heute noch fällt es mir schwer darauf zu verzichten. Aber das muss nicht sein!

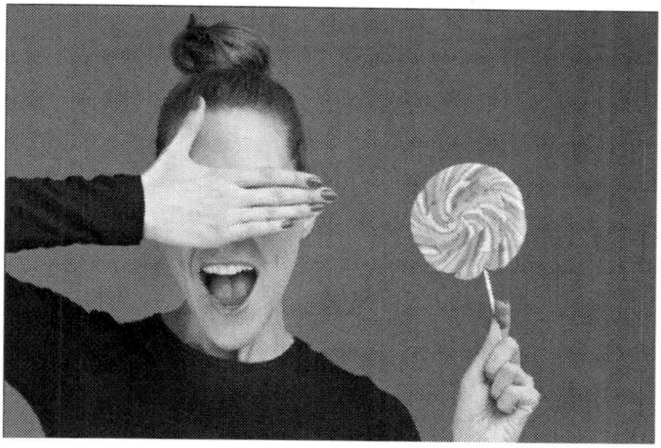

Teilweise dominieren Zucker und zuckerhaltige Lebensmittel die Gedanken der Menschen so stark, dass man sogar von einer **Zuckersucht** sprechen kann.

Sehr häufig ist betroffenen Menschen nicht einmal bewusst, dass sie an einer Zuckersucht leiden. Diese Menschen, die an einer Zuckersucht leiden, konsumieren teilweise bewusst, aber durchaus auch unbewusst den ganzen Tag über zuckerhaltige Lebensmittel.

Vor allem Menschen, die sich nicht bewusst mit dem Thema Zucker auseinandersetzen, wissen häufig nicht einmal, dass viele Lebensmittel, die vermeintlich gesund sind, zahlreiche künstliche Zuckerzusätze enthalten.

Die Folgen für diese Menschen sind leider meist verheerend, da sie nicht selten an starkem Übergewicht, Diabetes oder bspw. an Zahnproblemen leiden.

Da ich früher selbst an einer Zuckersucht gelitten habe ist es für mich eine Herzens-Angelegenheit dir an dieser Stelle ein paar wichtige Informationen zu diesem Thema mit auf den Weg zu geben.

Schauen wir uns nun einmal die **möglichen Gründe für eine Zuckersucht** an. Diese können meist sehr vielfältig sein. Hierbei können sowohl seelische bzw. psychische als auch körperliche Aspekte eine wichtige Rolle spielen.

Wissenschaftler unterscheiden grob drei verschiedene Gründe bzw. Ursachen für die Zuckersucht beim Menschen. Diese möchte ich dir im Folgenden näher erläutern:

Der Suchtstoff „Zucker"

Ähnlich wie bei anderen Suchtstoffen, wie z. B. Alkohol und Nikotin, kann auch Zucker in unserem Gehirn ein Ungleichgewicht zwischen den Botenstoffen **Serotonin** und **Dopamin** erzeugen. Serotonin und Dopamin gehören zu den Botenstoffen in unserem Gehirn, die unser Glücksempfinden und unser individuelles Wohlbefinden steuern.

Der Botenstoff **Dopamin** ist vor allem für unseren Antrieb und unsere Energie zuständig.

Wollen wir im Leben etwas bewegen und vorankommen?

Wollen wir loslegen, handeln und sind voller Energie und Vorfreude auf bestimmet Ereignisse und Menschen?

Oder sind wir eher energielos, haben keinen Antrieb und verspüren auch keine Lust irgendetwas zu unternehmen?

Genau diese Aspekte deines Lebens werden von deinem Dopaminspiegel gesteuert.

Der Gegenspieler des Dopamins ist das sogenannte **Serotonin**. Ist unser Dopaminspiegel hoch und wir haben voller Energie und Tatendrang Dinge erfolgreich umgesetzt, kommt nun das Serotonin ins Spiel und setzt positive Gefühle und Emotionen in dir frei.

Im Gegensatz zum Dopamin sorgt dieser Botenstoff nämlich dafür, dass wir eher ruhig und gelassen, in Harmonie und Zufriedenheit durchs Leben gehen. Zusätzlich kann es auch negative Gefühle und Emotionen, wie bspw. Ängste und Sorgen, verringern.

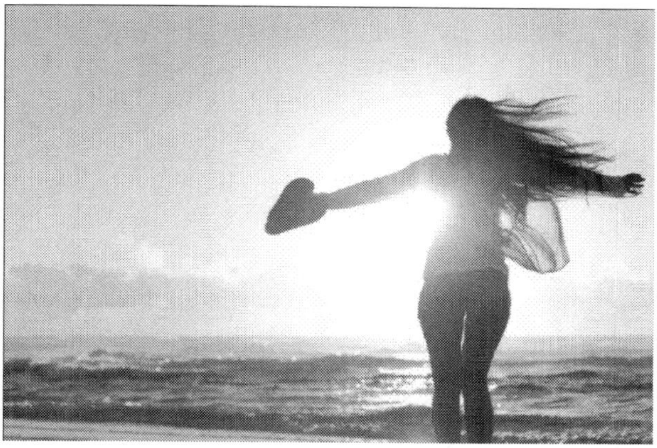

Wichtig zu wissen ist, dass beide Botenstoffe unseres Gehirns bestimmte Funktionen erfüllen und von daher wertvoll für uns Menschen sind.

Problematisch wird es nur, wenn das Gleichgewicht gestört wird und bspw. ein Mangel bei einem der Botenstoffe entsteht. Dies kann zur Folge haben, dass du dich z. B. demotiviert und energielos (Dopaminmangel), oder ängstlich und chronisch unzufrieden und unglücklich (Serotoninmangel) fühlst.

Genau an diesem Punkt kommen nun Suchtstoffe, wie z. B. Zucker, ins Spiel. Denn besteht ein Mangel an einem der beiden Botenstoffe, versuchen wir die damit einhergehenden Emotionen und Gefühle durch den Konsum von Suchstoffen auszugleichen. Das heißt, dass wir gezielt durch solche Suchtstoffe unseren Serotonin- und Dopaminspiegel beeinflussen und unsere eigenen Emotionen und Gefühle damit steuern können.

Im Klartext: Wir können unserem Gehirn durch Suchstoffe manipulieren, so dass wir für kurze Zeit emotionale Zustände wie z. B. Glück, Zufriedenheit, Energie und Tatendrang empfinden.

Und genau hier kommt wieder der übermäßige Konsum von Zucker ins Spiel. Wir hören alle ständig, dass uns ein Stück Schokolade glücklich macht.

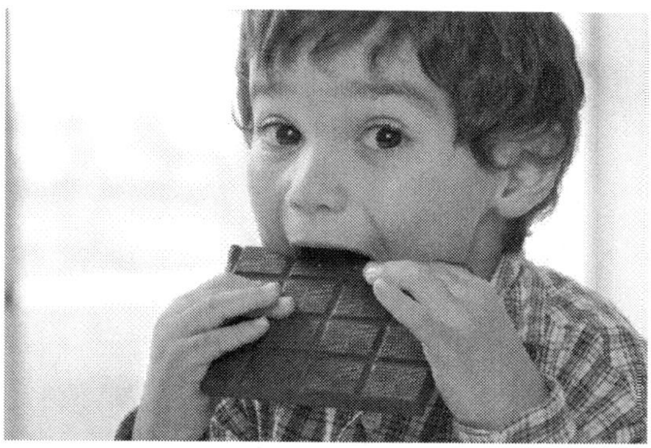

Aber wenn dem so ist, warum leiden dann nicht alle Menschen an einer Zuckersucht?

Menschen, bei denen sich Serotonin und Dopamin in einem Gelichgewicht befinden, neigen weniger dazu, Suchtstoffe von außen zuzuführen, um künstlich ihre Emotionen und ihre Gefühlslage zu verbessern.

Befinden sich allerdings unsere Botenstoffe in einem Ungleichgewicht, und empfinden wir bspw. einen Mangel an Glück und Zufriedenheit, werden wir eher dazu neigen, zu Suchtstoffen, wie z. B. Zucker, zu greifen.

Das Ziel dabei ist es, unsere emotionale Leere zu füllen und den Zustand des Glücks zu empfinden.

Seelische Ursachen der Zuckersucht

Wie bereits in zahlreichen Studien nachgewiesen, kann auch unsere Seele die Ursache für eine Zuckersucht sein.

Als ich noch vor wenigen Jahren selbst zuckersüchtig war, konnte ich diese vor allem auf seelische Ursachen zurückführen. Ich hatte bereits seit meiner Jugend negative Verhaltensmuster mit dem Konsum von zuckerhaltigen Lebensmitteln erlernt.

So habe ich Zucker vor allem gegessen, um mich selbst nach einem Erfolg zu belohnen, oder bspw. auch, um meiner schlechten Laune und meinem Frust Abhilfe zu verschaffen.

Dieses Verhalten habe ich dann im Verlaufe meines Lebens durch die ständige

Wiederholung so stark konditioniert, dass es mich regelrecht in eine Zuckersucht führte. Das Resultat war hohes Übergewicht und dadurch ausgelöst, weitere Frustration. Man befindet sich in einem Kreislauf, aus dem ein Entkommen nahezu unmöglich erscheint.

Falls auch du an einer Zuckersucht leidest, möchte ich dir mit diesen Worten auch Hoffnung & Zuversicht mit auf den Weg geben:

Denn ich selbst habe es geschafft, diese Zuckersucht zu überwinden und habe dadurch nach vielen Jahren auch endlich mein Wunschgewicht erreicht.

Dadurch, dass ich selbst diese Erfahrung machen *„durfte“*, konnte ich diesen Wandel auch bei meinen Kundinnen und Kunden herbeiführen. Dies sogar deutlich schneller als bei mir, da ich durch meine eigenen Erfahrungen genau wusste, welche psychologischen Hebel ich ansetzen musste, um dieser Verhaltensänderung auch bei anderen Menschen herbeizuführen.

Unser Blutzuckerspiegel

Unser Blutzuckerspiegel bestimmt den Anteil der Glucose in unseren Blutbahnen. Schwankungen dieses Blutzuckerspiegels können sowohl Ursache als auch die Folge eines erhöhten Zuckerkonsums sein.

Ja, auch wenn das im ersten Augenblick etwas paradox klingt, ist genau dies der Fall: Ernähren wir uns überwiegend von zuckerhaltigen Lebensmitteln, führt dies zu einem Anstieg unseres Blutzuckerspiegels, was langfristig zahlreiche unerwünschte Folgen mit sich bringen kann.

Zum einen kann der Anstieg des Blutzuckerspiegels bspw. den Heißhunger erhöhen und dadurch den Konsum von zuckerhaltigen Lebensmitteln weiter verstärken.

Es entsteht der oben bereits erwähnte *Teufelskreis*, der sich selbst im Laufe der Zeit verstärkt und aus dem eine Flucht für die meisten Betroffenen sich als sehr schwierig herausstellt.

Nachdem wir uns bisher die Ursachen eines erhöhten Zuckerkonsums angeschaut haben, möchte ich auch die Folgen nicht unerwähnt lassen:

Körperliche Folgen:

Diabetes, Risiko für Herzinfarkt, Schlaganfall sowie Krebs

Psychische Folgen:

Depressionen, Alzheimer und Demenz

Weitere Folgen sind:

Suchtpotential; Gestörte Darmfunktion; Zahnprobleme, wie z. B. Karies; Diabetes Typ 2; Krankhaftes Übergewicht; Schlafstörungen; Schlechtes Hautbild

An dieser Stelle möchte ich dir noch etwas Wichtiges mit auf den Weg geben: Menschen kommen häufig zu mir uns sagen: *„So schlimm kann unsere Ernährung ja nicht sein, die Lebensmittelindustrie möchte uns ja schließlich keinen Schaden zufügen."*

Ich gebe diesen Menschen an dieser Stelle natürlich recht. Ich glaube nicht, dass uns die Wirtschaft bewusst Schaden zufügen will.

Allerdings ist es auch nicht ihr primäres Interesse Schaden von uns abzuwenden. Auch Unternehmen Lebensmittelbranche sind Wirtschftsakteure, welche auch primär durch wirtschaftliche Interessen geleitet sind. Sie müssen Gewinne erzielen und sich am Markt gegenüber den Wettbewerbern behaupten.

Und wie könnte man besser Geld verdienen, als mit Produkten und Lebensmitteln, welche ein enormes Suchtpotential mit sich bringen und daher von Konsumenten immer und immer wieder gekauft werden?! Und spinnen wir das Spiel noch etwas weiter:

Eine gesunde Wirtschaft, die Geld verdient und innerhalb derer viele Menschen Arbeit haben und ihre Familien ernähren können, ist auch gut für unsere **politischen Akteure**, da diese sich damit rühmen können.

Was ich dir damit im Grunde nur sagen möchte: Sei dir bewusst, dass weder die Wirtschaft noch die Politik ein großes Interesse daran haben, uns ausschließlich unsere Gesundheit fördernde Lebensmittel zu verkaufen.

Ich weiß, es klingt etwas nach Verschwörungstheorie. Dennoch halte ich das oben dargestellt Szenario nicht für abwegig.

Aber das ist bei weitem kein Grund zu verzagen, sondern im Gegenteil: mache dir bewusst, dass die Entscheidung über deine gesundheitliche Zukunft allein bei dir liegt und du damit dein eigenes Schicksal bestimmen kannst.

Nur du entscheidest dich Tag für Tag dafür, was du konsumierst und kannst entsprechend auch dein Leben in die von dir gewünschten Bahnen lenken.

Um dir dies zu erleichtern, möchte ich dir nun noch fünf konkrete Tipps geben, mit denen du deine Zuckersucht beenden und ein zuckerfreies Leben beginnen kannst:

Trinke nur Wasser und nichts anderes!

Dies ist einer der größten Fehler, den die meisten Menschen machen. Sie trinken Softdrinks und Co. und führen ihrem Körper damit Kalorien zu, die keinerlei positiven Eigenschaften mit sich bringen. Weder sind sie sättigend, noch gut für unsere Gesundheit.

Mein Tipp: Kaltes, stilles Wasser mit einem Hauch Zitronensaft. Dies habe ich mir angewöhnt und verspüre seither auch keine Lust mehr auf zuckerhaltige Softdrinks.

Kleiner Exkurs:

An dieser Stelle möchte ich noch kurz auf das besonders wichtige Thema der optimalen Flüssigkeitszufuhr für unseren Körper eingehen. Die deutsche Gesellschaft für Ernährung (DGE) empfiehlt mindestens 1,5 Liter Wasser pro Tag zu trinken.

Wobei die DGE auch darauf hinweist, dass bei körperlich anstrengender Arbeit oder bei sportlicher Aktivität zusätzlich 0,5-1,0 Liter Wasser pro Stunde notwendig seien.

Wichtig ist, dass diese Richtwerte nicht mit der insgesamt aufgenommenen Wassermenge verwechselt werden dürfen. Da wir zusätzlich noch über unsere Nahrung Wasser aufnehmen, liegt die Flüssigkeitszufuhr also insgesamt höher.

Je nach verzehrter Nahrungsmittel und -menge liegt diese bei ca. 2-2,5 Litern pro Tag. Als Getränke werden Wasser, Kräuter- oder Früchtetees (ohne Zuckerzusätze) sowie Saftschorlen im Verhältnis 25% (Saft) zu 75% (Wasser) empfohlen.

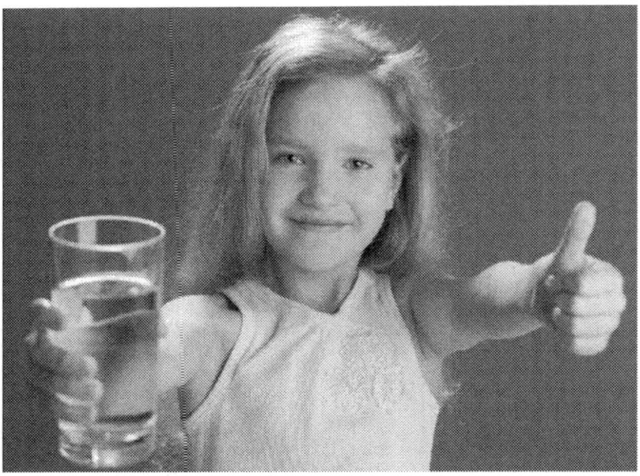

Ersetze künstliche Lebensmittel durch natürliche Lebensmittel!

Dieser Punkt liegt mir ganz besonders am Herzen, da ich mich selbst früher fast ausschließlich von industriell hergestellten Fertigprodukten ernährt habe. Diese geben unserem Körper meist keinerlei Mikronährstoffe, sättigen uns nicht und machen uns abhängig. Also weg damit!

Schaue dir die Zutatenliste der Lebensmittel genau an!

Meist enthält selbst ein Lebensmittel, welches vermeintlich als gesund gilt, zahlreiche chemische Zusatzstoffe. Diese machen uns langfristig krank und bieten unserem Körper keinerlei Mehrwert.

Für die Industrie dienen sie aber als günstige Geschmacksverstärker und Füllstoffe, so dass die Gewinnmarge möglichst hoch ist. Der Verbraucher bleibt wie immer leider auf der Strecke.

Daher ist es mir so wichtig, dass du

Selbstverantwortung übernimmst und dir die Zutatenliste der Lebensmittel genau anschaust und entsprechend gut abwägst, was du einkaufst.

Die richtige Würzung macht's!

Benutze statt irgendwelcher fettigen & zuckerhaltigen Saucen die richtigen Gewürze. Diese steigern den Geschmack deines Essens und haben sogar noch viele gesundheitliche Vorteile für deinen Körper. Glaube mir, bereits nach kurzer Zeit wirst du die Saucen nicht einmal mehr vermissen.

Ersetze schlechte Gewohnheiten durch gute Gewohnheiten!

Unser Leben besteht aus lauter Gewohnheiten. Egal wer wir heute sind und was wir gerade tun, all das ist ein Ergebnis unserer Gewohnheiten der letzten Jahre. Ändere diese und ersetze schlechte Gewohnheiten durch positive. Ersetze das morgendliche Schoko-Croissant durch ein gesundes Müsli, welches dir genügend Energie für deinen Tag gibt.

Nachdem wir uns in diesem Kapitel mit der Zuckersucht beschäftigt haben, möchte ich nun im folgenden Bonus-Kapitel auf einen Geheimtipp eingehen, der mir selbst beim Abnehmen sehr geholfen hat!

Bonus: Mein Geheimtipp!

Auf der Basis neuester wissenschaftlicher Erkenntnisse habe ich einen kleinen Geheimtipp für dich, den die wenigsten da draußen kennen. Ein kleiner Trick, mit dem du dein Ziel abzunehmen noch effizienter gestalten, und deine Ernährungsumstellung langfristig leichter durchhalten kannst.

Die Voraussetzung, die wir erfüllen müssen, wenn wir abnehmen wollen, ist, wie bereits erwähnt, das sogenannte Kaloriendefizit. Wenn unser Verbrauch unsere Energiezuvor übersteigt, benötigt unser Körper Energie aus anderen Quellen, wie z. B. unseren Fettzellen.

Wenn wir nun eine strenge Diät durchführen, haben wir meist das Problem, dass mit der Reduzierung von Körperfett und damit verbunden auch mit einer Senkung des Körpergewichts, auch unser Energieverbrauch sinkt bzw. unser Stoffwechsel „*einschläft*". Dies hat in der Regel gleich mehrere Ursachen:

Auf der einen Seite muss unser Körper bei seinen täglichen Aktivitäten insgesamt natürlich auch weniger Gewicht bewegen und verbraucht entsprechend auch weniger Energie. Jede Bewegung, die du im Alltag durchführst, wie z. B. Treppensteigen oder Spazierengehen, fällt deinem Körper mit weniger Körpergewicht einfach leichter.

Auf der anderen Seite haben Diäten und eine damit reduzierte Energiezufuhr zur Folge, dass auch der sogenannte

NEAT *(Non Exercise Activity Thermogenesis = Energieverbrauch im Alltag ohne sportliche Belastung)* sinkt. Unser Körper neigt nämlich dazu, dass er bei einer niedrigeren Energiezufuhr auch seine unbewusste körperliche Aktivität reduziert.

Ohne, dass wir es also bewusst wahrnehmen oder aktiv steuern, wird unser Körper also in der Regel seine alltägliche Aktivität und damit auch seinen Energiebedarf reduzieren. Wissenschaftliche Studien haben gezeigt, dass allein dieser Effekt mehrere Hundert Kalorien am Tag ausmachen kann.

Ein weiteres Problem während der Diät liegt darin, dass sich neben unserem Leistungsumsatz, auch unser Grundumsatz (die Energiemenge, die unser Körper benötigt, um allein seine Grundfunktion im Ruhezustand zu erhalten) reduziert.

Unser Körper ist auf maximale Effizienz eingestellt und wird daher während einer Diät, in der wie die Energiezufuhr stark reduzieren, versuchen seine gesamten Stoffwechselaktivitäten zu reduzieren, und somit auch seinen Energieverbrauch zu senken, um nicht das für längere Hungerperioden gespeicherte Körperfett „*angreifen*" zu müssen.

Mittlerweile liegt eine noch relativ unbekannte Studie (siehe Literaturverzeichnis) vor, die versucht hat genau diese Reduzierung des Grundumsatzes zu analysieren.

Das Ziel der Studie war es, herauszufinden, ob sogenannte **Diet-Breaks (Diät-Unterbrechungen)** das Absenken unseres Grundumsatzes verhindern können. Hierbei hat eine Testgruppe über einen längeren Zeitraum ein konstantes Kaloriendefizit eingehalten, während die zweite Testgruppe Diät-Unterbrechungen in ihren Ernährungsplan eingebaut hat. Hierfür hat diese Gruppe alle 14 Tage die zugeführte Kalorienmenge bis auf den Energiebedarf ihres Körpers erhöht.

Das Ergebnis dieser Studie spricht wirklich für sich: Die Gruppe, welche während der Diät alle 14 Tage Unterbrechungen durchgeführt hat, konnte wesentlich mehr Körperfett reduzieren, als diejenige Gruppe, welche die Diät bei einem konstanten Kaloriendefizit durchgeführt hat.

Zusätzlich konnte die Gruppe mit den Diät-Unterbrechungen im Anschluss an die Diät auch wesentlich besser das erreichte Körpergewicht halten und hat es somit geschafft, deutlich weniger Körpergewicht wieder zuzunehmen.

Ein weiteres interessantes Ergebnis dieser

Studie liegt darin, dass unser Grundumsatz bzw. damit verbunden auch unser Stoffwechsel sich erst nach ca. 14 Tagen Diät auf eine reduzierte Kalorienzufuhr einstellt und den Verbrauch reduziert.

Dies ist auch einer der Gründe, warum ich meinen Kunden und natürlich auch dir immer empfehle nicht zu streng zu dir selbst zu sein, und hin und wieder (optimaler Weise laut Studienlage alle 14 Tage) mal die Kalorienzufuhr zu erhöhen, um eine optimale Aktivität unseres Stoffwechsels zu gewährleisten.

So, nun kennst du auch meinen Geheimtipp, um deine Stoffwechselaktivität und damit verbunden deinen Energieverbrauch hoch zu halten.

Baue alle 14 Tage eine Diät-Unterbrechung ein und erhöhe dabei

deine Kalorienzufuhr auf deinen körperlichen Energiebedarf.

Bitte verstehe das Ganze aber nicht falsch: Das soll kein „*Freifahrtsschein*" für dich sein, um nach Belieben zu schlemmen und deinem Körper all die Kalorien, die du in den Tagen zuvor eingespart hast, wieder zuzuführen. Solche Tage sind insbesondere bei Fitness-Athleten als sogenannte „*Cheat-Days*" bekannt.

Hierbei handelt es sich um Diät-Unterbrechungen, bei denen man die Kalorienzufuhr allerdings nicht bis zu seinem Bedarf erhöht, sondern bei denen man seinen Kalorienbedarf deutlich übertrifft. Ich kenne nicht wenige, die an solchen Tagen teilweise bis zu 10.000 Kalorien zu sich nehmen.

Wenn man weiß, wie man mit solchen Tagen umgeht, kann man sie durchaus in seine Diät einbauen. Wenn dir allerdings die Erfahrung fehlt, würde ich dir davon abraten, solche extremen „*Chat-Days*", an denen du dir nichts verbietest, durchzuführen.

Viele machen sich nämlich durch solche Tage, in denen sie extrem viele Kalorien über ihren Bedarf hinaus zu sich nehmen, teilweise bis zu eine Woche Diät kaputt. Zusätzlich besteht durch solche extremen Essweisen auch die Gefahr, dass man in einer Essstörung endet.

Nachdem ich dir nun auch meinen Geheimtipp verraten habe, um schnell und erfolgreich abzunehmen, komme ich im nachfolgenden Kapitel zum Fazit und habe zugleich auch eine persönliche Empfehlung für dich.

Fazit & meine persönliche Empfehlung

Lieber Leser, liebe Leserin, in diesem Buch sind wir zunächst auf die Grundlagen des Abnehmens eingegangen. Hierbei haben wir uns zunächst einmal angeschaut, warum Diäten sinnlos sind.

Wir sind weiterhin auf die wichtigsten Faktoren beim Abnehmen eingegangen und haben den Mythos *„Fett verbrennen am Bauch“* aufgedeckt.

Wir haben gemeinsam erörtert, wie uns das Intervallfasten beim Abnehmen helfen kann. Im weiteren Verlauf haben wir uns auch näher mit dem Stoffwechsel beschäftigt und auch hier die wesentlichen Mythen der Abnehmindustrie auf den Prüfstand gestellt.

Im weiteren Verlauf habe ich auch das Thema **Zuckerfrei leben** bzw. **Zuckersucht beenden** aufgegriffen und dir dargestellt, welche Ursachen und welche Folgen ein dauerhaft überhöhter Zuckerkonsum für uns und unseren Körper haben kann.

Grundsätzlich kann jeder Mensch abnehmen, auch ohne tieferes Wissen über die Ernährung und unseren Körper. Aber glaube mir, es ist viel einfacher, wenn du die Zusammenhänge kennst und verstehst, welche Hebel du durch gewisse Maßnahmen in Gang setzen kannst.

Lieber Leser, ich hoffe, dir hat diese Reise durch die Themen Ernährung, Abnehmen, Gesundheit und Körper genau so viel Freude bereitet, wie mir.

Ich danke dir wirklich von Herzen dafür, dass du dir meinen Ratgeber gekauft hast und mich dabei unterstützt die Menschen aufzuklären und all die Unwahrheiten und Mythen über die Themen Abnehmen & Ernährung aufzudecken.

Ich möchte diesen Ratgeber abschließen mit den Worten eines Mannes, der mein ganzes Leben verändert hat und zu einem meiner wichtigsten Mentoren geworden ist:

„Denken Sie daran, dass Ihre gegenwärtigen Lebensumstände nicht Ihr Potential widerspiegeln, sondern vielmehr das Ausmaß und die Qualität der Ziele, auf die Sie sich im Augenblick konzentrieren. Wir alle müssen eine großartige Obsession entwickeln, eine unwiderstehliche Zukunftsvision entdecken oder erschaffen. Ziele führen Sie über Ihre Grenzen hinaus in eine Welt der

grenzenlosen Energie.“ (Anthony Robbins)

Dein Chris

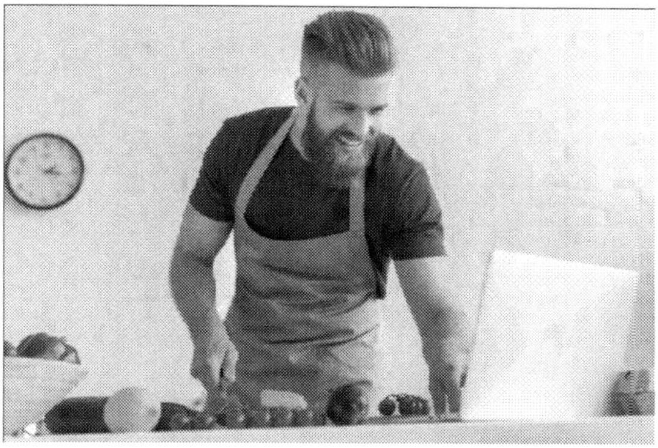

Literaturverzeichnis

Endokrinologie und Stoffwechsel (Giatgen A Spinas, Stefan Fischli)

Stoffwechsel: Verwandeln Sie Ihren Körper in eine Kalorien verbrennende Maschine (Andre Sternberg)

Stoffwechsel und Energiewechsel: Gesamtstoffwechsel – Energiewechsel Intermediärer Stoffwechsel (Giatgen A. Spinas, Stefan Fischli)

Das Turbo Stoffwechsel Prinzip: So stellen Sie den Körper dauerhaft auf „schlank“ um (Prof. Dr. Ingo Froböse)

"Intermittent energy restriction improves weight loss efficiency in obese men: the MATADOR study." (Byrne NM, Sainsbury A, King NA, Hills AP, Wood RE)
https://www.ncbi.nlm.nih.gov/pubmed/28925405

Variability in energy expenditure and its components (Donahoo, William Ta; Levine, James Ab; Melanson, Edward Lc)
https://journals.lww.com/co-clinicalnutrition/Abstract/2004/11000/Variability_in_energy_expenditure_and_its.3.aspx

----

https://academic.oup.com/ajcn/article/72/6/1451/4729468
Energy expenditure of nonexercise activity (James A Levine Sara J Schleusner Michael D Jensen) in the American Journal of Clinical Nutrition

----

“Effect of Exercise on Regional Subcutaneous Fat Accumulations” von Fred B. Roby (nähere Infos findest Du auch hinten im Literaturverzeichnis)

Das Robbins Power Prinzip: Befreie die innere Kraft (Tony Robbins)

Haftungsausschluss

Die Umsetzung aller enthaltenen Informationen, Anleitungen und Strategien dieses Buchs erfolgt auf eigenes Risiko. Für etwaige Schäden jeglicher Art kann der Autor aus keinem Rechtsgrund eine Haftung übernehmen. Für Schäden materieller oder ideeller Art, die durch die Nutzung oder Nichtnutzung der Informationen bzw. durch die Nutzung fehlerhafter und/oder unvollständiger Informationen verursacht wurden, sind Haftungsansprüche gegen den Autor grundsätzlich ausgeschlossen. Ausgeschlossen sind daher auch jegliche Rechts- und Schadensersatzansprüche. Dieses Werk wurde mit größter Sorgfalt nach bestem Wissen und Gewissen erarbeitet und niedergeschrieben. Für die Aktualität, Vollständigkeit und Qualität der Informationen übernimmt der Autor jedoch keinerlei Gewähr. Auch können Druckfehler und Falschinformationen nicht vollständig ausgeschlossen werden. Für fehlerhafte Angaben vom Autor kann keine juristische Verantwortung sowie Haftung in irgendeiner Form übernommen werden.

Urheberrecht

Impressum

1. Auflage

Druckerei: Amazon Media EU S.ár.l., 5 Rue Plaetis, L-2338, Luxembourg

Chris Jung, chris-jung-fitness@gmx.de,

c/o AutorenServices.de, Birkenallee 24, 36037 Fulda,

Cover: www.depositphotos.com

36152230R00123

Printed in Poland
by Amazon Fulfillment
Poland Sp. z o.o., Wrocław